자기 (Self)

자기(Self)

김혜정 지음

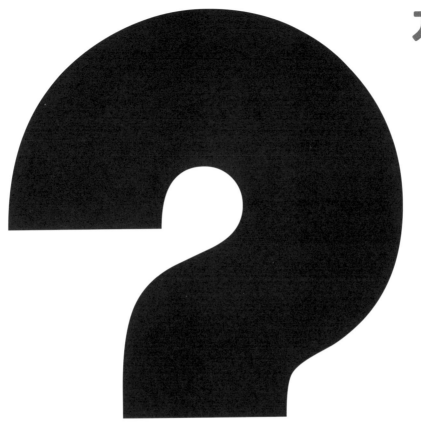

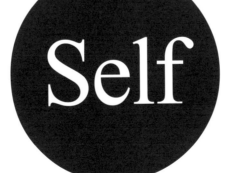

Self

첫 번째 여정
성인을 위한 만다라

안티쿠스
ANTIQUUS

기획 배경

저자는 수십 년간 아동, 청소년의 미술교육을 진행하며 예술적 표현이 정서적 안정과 심리 치유에 도움이 되는 것을 경험하고 미술치료에 관심을 갖게 되었습니다. 미술치료학을 통해 사람의 마음을 탐색하고, 표현하며 움직일 수 있는 다양한 기법 중에 하나인 만다라를 알게 되었고, 실제 삶의 힘겨운 순간들을 이겨내는데 만다라의 도움을 받았습니다.

분석심리학을 공부하며 융(C. Jung) 역시, 프로이트(S. Freud)와의 결별로 심리적 방황의 시기에 만다라 작업을 했으며, 만다라는 인간의 본질적이고 근원적인 자기(Self)를 찾아가는 훌륭한 도구임을 깨달았습니다.

저자는 만다라의 호기심에서 시작하여, 만다라의 치유력을 믿는 마음으로 국내·외 문헌을 조사하였으며, 인류의 집단무의식을 분석심리학으로 정립한 칼 융과 인류 경험의 순환과 연결된다는 융의 개념에서 시작하여 세계의 만다라 문양을 수집하고 연구하여 심리적 성장을 나타내며 나선형의 통로가 되는 12단계로 정립한 조앤 켈로그(Joan Kellogg)의 '위대한 일원상의 원형적 단계'를 배경으로 본 책을 구성하였습니다.

또한 오랜 기간 저자는 '자기경험'이라는 직접 체험을 통해 다양한 문양을 접하며, 무의식의 접근을 도울 수 있는 상징의 도식화로 새로운 도안을 고안하였습니다.

주어진 삶을 살아내기 위해 바쁘게 살아가는 사람들이 잠시 숨을 고르며, 의식의 뿌리를 찾아가는 즐거움과 행복을 느낄 수 있기를 바랍니다.

미술치료, 심리치료에서의 만다라

미술치료에서의 만다라는 분석심리학자 칼 융(Carl Gustav. Jung, 1875~1961)의 개념으로 심리치료의 한 기법을 의미합니다. 융은 불교, 도교 등의 동양 종교, 연금술, 중세 그리스도교의 예수, 십자가, 원시 문화의 문양 등에서 공통적으로 중심을 둘러싸고 있으며 순환하는 원 혹은 정사각형 형태를 발견합니다.

융은 이러한 그림들이 무의식의 의식화 과정을 통해 형성된 통합적 인격을 상징하는 것으로 보았고 이를 '만다라'라고 불렀습니다. 융 자신도 이러한 만다라를 그리면서 내적 균형을 잡아갔으며, 이것을 의식과 무의식의 통합과정으로 진정한 자신을 찾아가는 중요한 과정으로 보았습니다.

융의 만다라 기법은 현대로 이어지면서 미술치료, 모래놀이, 수행 및 정신적 안정, 산만한 아이들의 집중력을 높이기 위한 교육적 접근 등 다양한 방면에서 연구되어 활용되고 있습니다. 오늘날 현대인들이 일상에서 만다라 명상에 잠기거나 만다라를 그리는 체험을 통해 잃어버린 자아를 찾고, 내적 풍요로움을 찾아 건강하고 평화로운 삶의 영위를 위한 방법으로 사용되고 있습니다.

미술치료에서 만다라 작업은 내면으로의 회기 및 만남을 통해 본질적 자기를 찾아가는 탐색 과정이며 자기(Self)의 무의식과 의식의 통합으로 자아 실현의 과정 또는 이러한 것들을 충족시키는데 있습니다.

들어가는 글

무의식은 자기의 본성과 더불어 삶 속에서의 배우고 경험한 일들이 융합되어 우리의 정서와 행동들을 주관하는 이유이자 잠재된 원동력이라고 할 수 있습니다.

본 책의 목적은 이와 같은 무의식의 소리에 귀 기울여 그 동안 풀리지 않았던 문제들을 재조명 해보고, 자기의 정서를 통찰하며, 가지고 있으면서 아직 모르고 있는 잠재된 능력을 개발하고, 인격의 성숙을 위함입니다.

본 책을 통해 나의 삶의 여정을 돌아보고 진정한 나를 발견하므로 더욱 행복하고 풍요로운 삶을 누리기를 바랍니다.

차례

차례

준비물

- 안전하고 편안한 공간

- 좋아하는 조용한, 가사 없는 음악 (예: 명상음악)

- 수채화 물감, 팔레트, 붓, 물통, 수건, 휴지 등

- 12색 이상 색연필

- 가위, 풀, 잡지책 1~2권

그 이외에도 자신이 즐겨 쓰거나, 좋아하거나, 편안하다고 느끼는 매체를 준비합니다.

Hear and Now

지금, 여기에 당신이 있습니다.

조용하고 편안한 장소에서 몸과 마음을 열고, 천천히 심호흡 하세요.

'나'에게 집중하도록 노력합니다.

진정한 당신의 감정을 느껴보십시오.

'나' 자신과 마주할 준비가 되셨나요?

그렇다면 다음 장을 넘겨 주세요.

멈춤

지금, 여기 머무르기.

나의 감각, 감정, 사고, 직관 등을 느껴봅니다.

어둠 속에서 휴식하며

떠오르는 생각들이 있는지 바라봅니다.

생각이 지나가도록 지켜봅니다.

1단계

1월의 겨울은 고요….

어둠 속에 존재하지만

신비로운 과정은 이미 시작되었습니다.

"이제 준비가 되셨나요?"

수많은 역할을 하는 '나'의 모습 중에서
진정한 '나'라고 느껴지는 모습을 찾아보세요.

◆ '나'의 존재감이 느껴지나요?

◆ '나'는 어떤 모습인가요?

◆ '나'를 발견 했나요?

아직 모르겠다고요? 처음이니까 당연합니다.

이제, 오른쪽 도안을 채색하면서 '나'를 생각합니다.

:

작업하면서 떠올랐던 생각들을 메모하세요.

_____

_____

_____

_____

_____

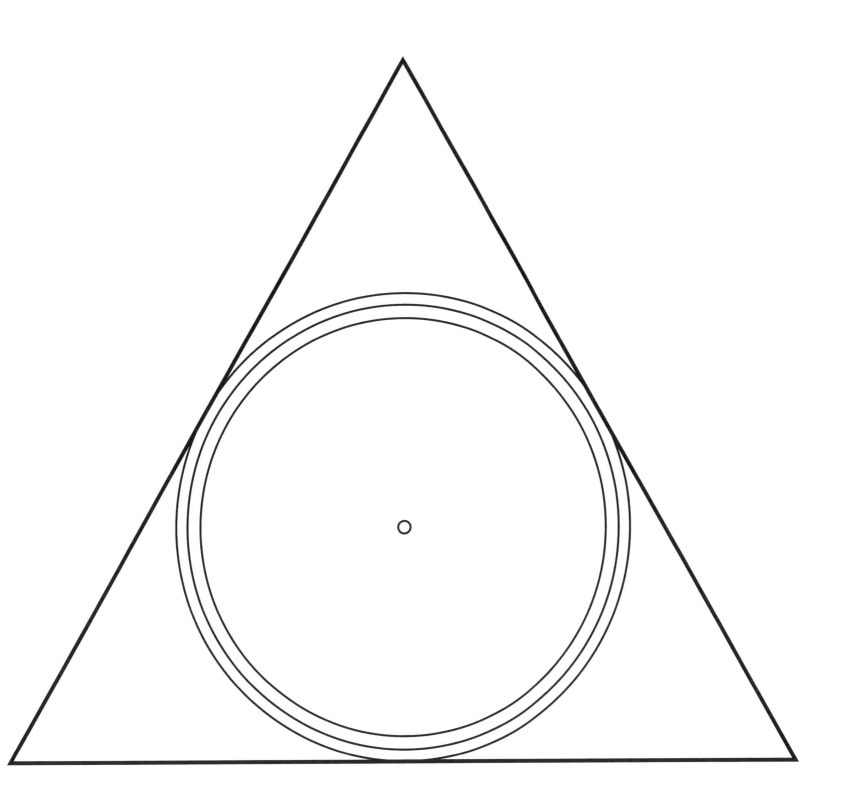

일상에서 벗어나, 온전한 '나'에 집중하세요.

- ◆ '나'는 어디서부터 시작 되었을까요?
- ◆ '나'의 창조의 순간은 어떠했을까요?

나의 창조의 순간을 상상하면서 도안을 채색하세요.

:

작업하면서 떠올랐던 생각들을 메모하세요.

_____

_____

_____

_____

_____

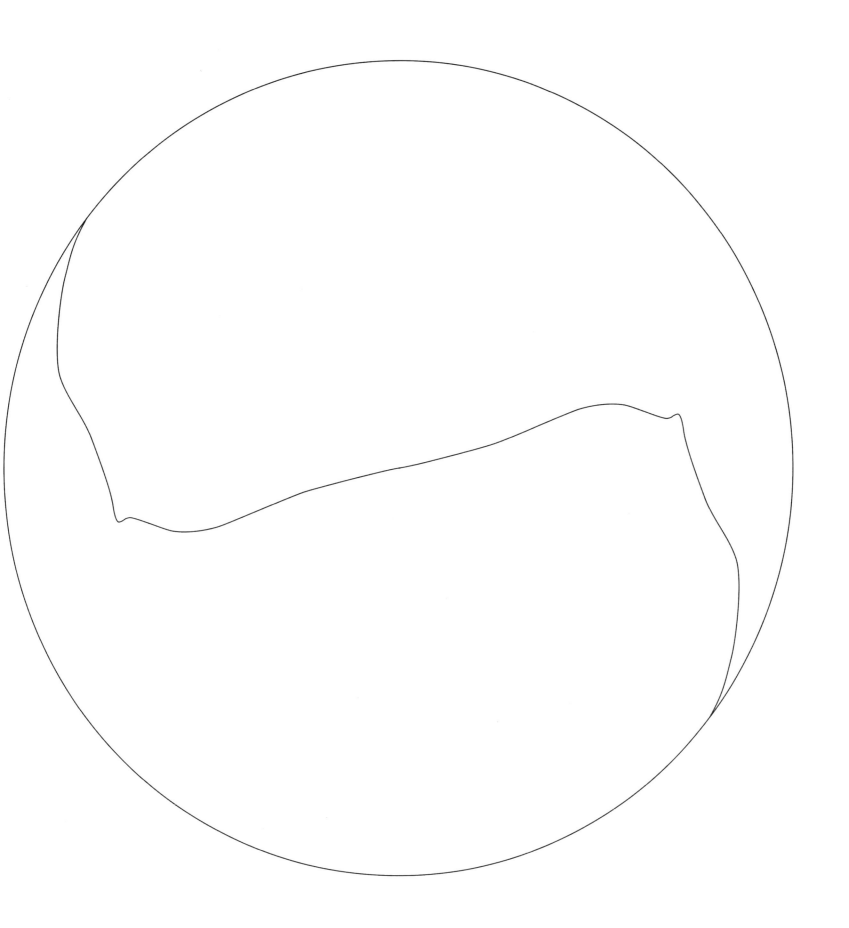

우리가 사는 세상에는 나선형으로 이루어진 것이 많습니다.
달팽이, 나사못 등 이것들의 시작은 어디서부터일까요?

◆ '나'는 안에서 밖으로 향할 때가 편한 가요?
◆ '나'는 밖에서 안으로 향할 때가 편한 가요?

편안한 방향을 따라 오른쪽 도안을 작업해 보세요.

:

작업하면서 떠올랐던 생각들을 메모하세요.

_____

_____

_____

_____

_____

_____

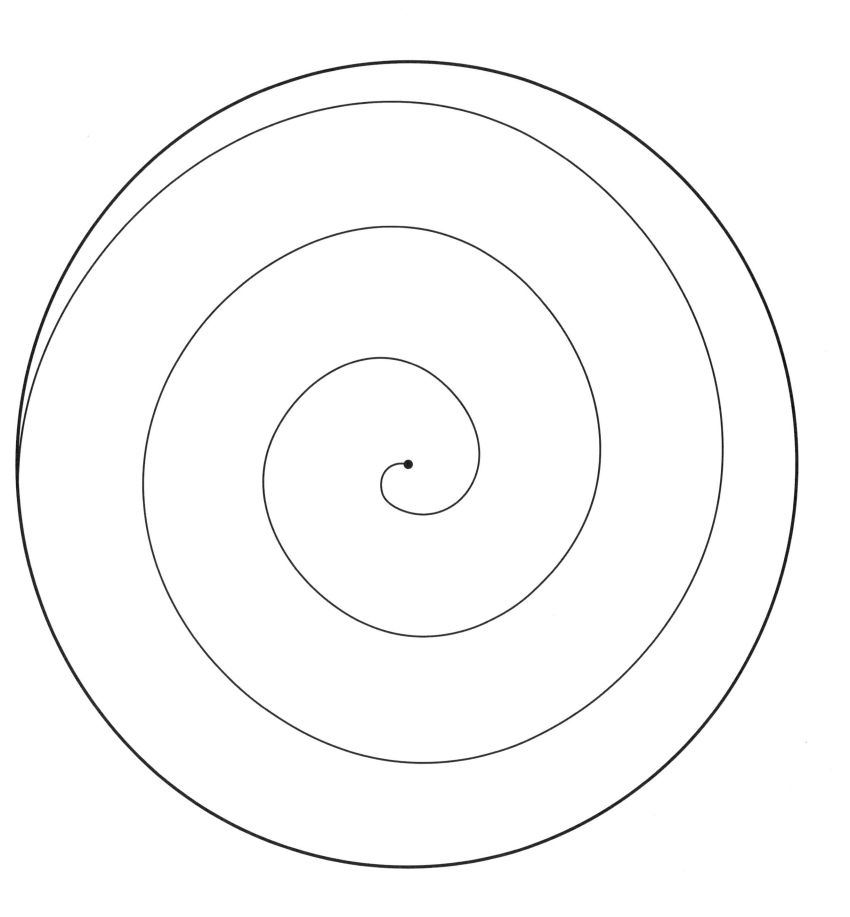

눈을 감고 '나'를 느껴보세요.

◆ '나'라고 느껴지는 색이 있나요?

◆ '나'와 어울리는 단어가 있나요?

◆ '나'는 어떤 모양과 비슷한가요?

'나'를 생각하면서 떠오르는 느낌을 오른쪽 원 안에 표현합니다.

처음 만나는 텅 빈 원이 당황스러운 가요?

원 안에 선, 색, 모양, 글씨 어떤 것이든 마음대로 표현하세요.

:

작업하면서 떠올랐던 생각들을 메모하세요.

_____

_____

_____

_____

_____

_____

"시도하지 않는다면 무엇을 할 수 있을까요?"

현실에서 보이고 싶었던 '나'의 모습이 있다면,
숨기고 싶었던 '나'도 있겠지요.

누구도 의식하지 말고
안전한 테두리 안에서 '나'의 존재를 마음껏 표현해도 됩니다.

느껴지는 나를,
떠오르는 나를,
마음껏 표현하는 순간이 되세요.

작업하면서 떠올랐던 생각들을 메모하세요.

_____

_____

_____

_____

_____

2단계

2월의 탄생

무한히 사랑받으며

빛 속을 평화롭게 유영하는 '나'를 느껴보세요.

"우리는 모두를 사랑하고

무한히 사랑받는 경험을 합니다."

사랑으로 창조된,

누구보다 소중한,

◆ '나'의 정신과 영혼은 어떤 색일까요?

◆ '나'의 육체와 언어는 얼마큼 성장 했을까요?

소중한 나를 생각하며 떠오르는 것을 마음껏 표현하며 작업해 보세요.

:

작업하면서 떠올랐던 생각들을 메모하세요.

_____

_____

_____

_____

_____

2-1

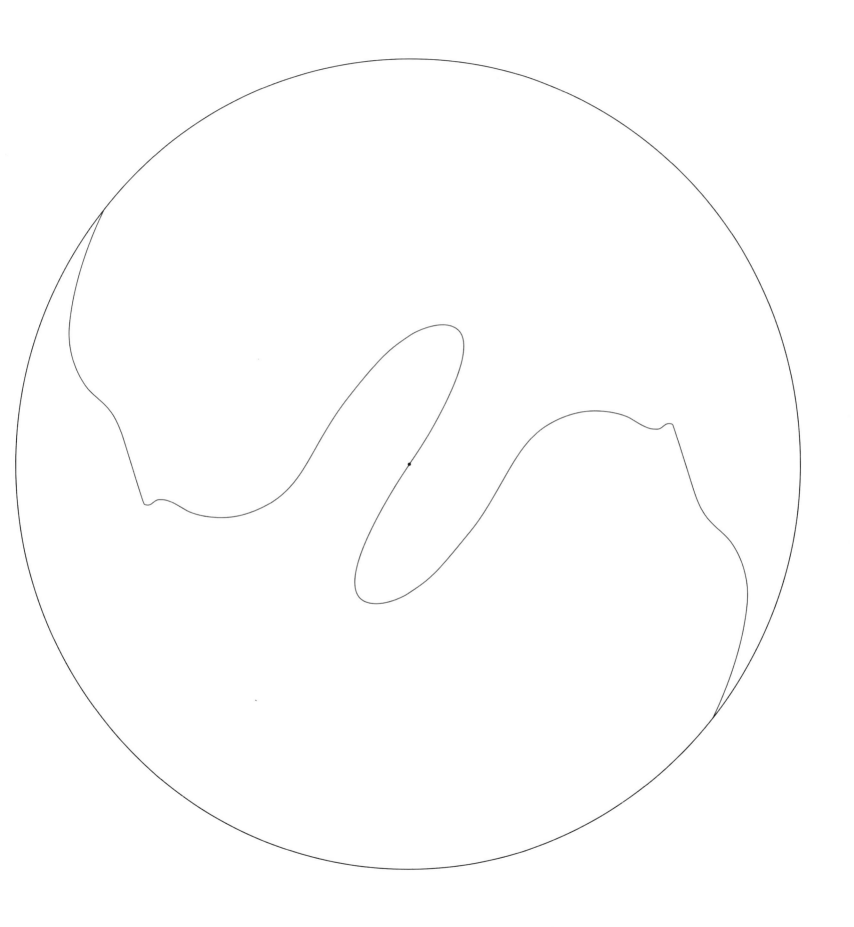

축복의 별,

우주의 수많은 별들 중에 반짝이는 나의 별이 있습니다.

◆ '나'의 현실의 별은 어디에 있을까요?

◆ '나'의 우주의 별은 어디에 있을까요?

◆ '나'의 별은 어떤 색으로 빛나고 있을까요?

나를 빛나게 할 수 있는 사람은 오직 나 뿐입니다. 마음껏 표현하세요.

:

작업하면서 떠올랐던 생각들을 메모하세요.

_____

_____

_____

_____

_____

_____

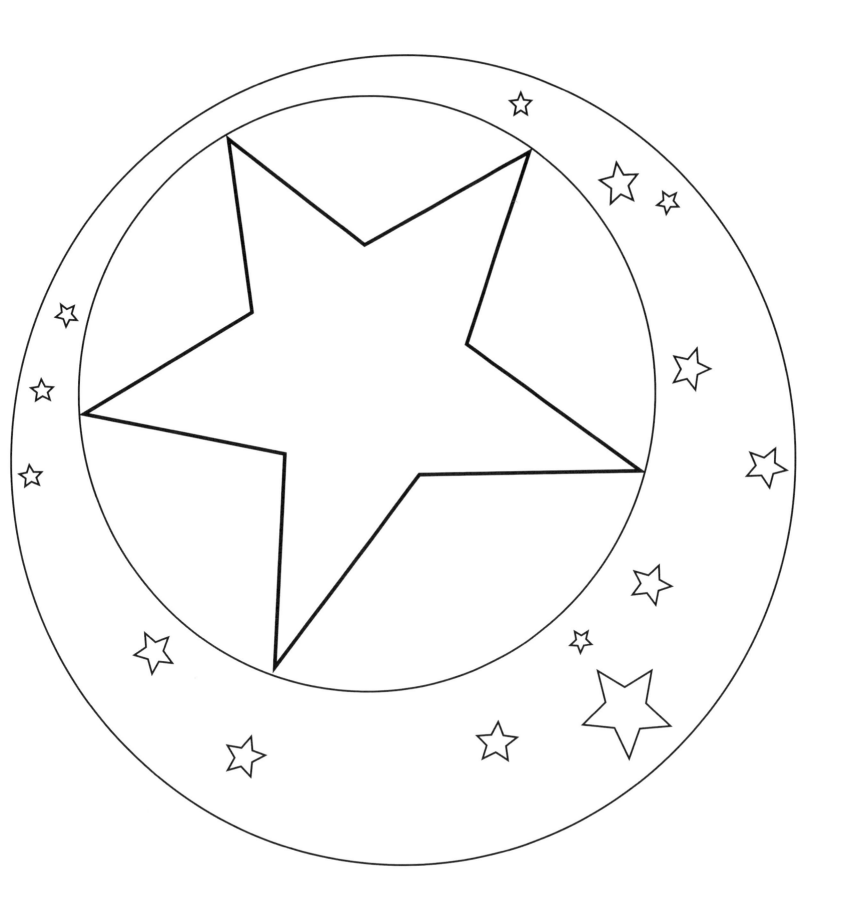

"꽃 한송이, 우주의 꽃 한송이 나의 아기."

"사랑은 눈이 아닌 마음으로 보는 것입니다."

◆ '나'를 사랑하는 누군가의 마음이 보이나요?

◆ '나'를 사랑하는 나의 마음이 보이나요?

느껴지는 것을 마음껏 표현하세요.

:

채색하면서 떠올랐던 생각들을 메모하세요.

_____

_____

_____

_____

_____

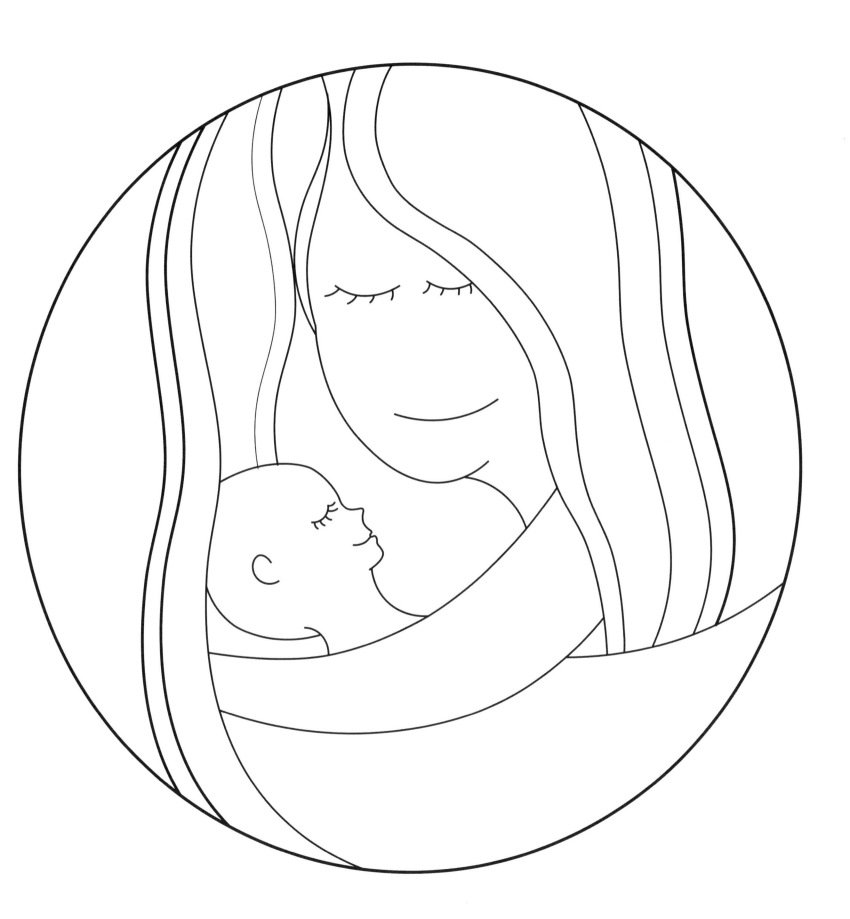

"사랑은 눈이 아닌 마음으로 보는 것입니다."

안녕! 나의 별,

나를 기다리고 있는 '나'의 별에게 말을 걸어보세요.

◆ '나'의 별의 이름은 무엇일까요?

◆ '나'의 별은 어떤 색 인가요?

나를 빛나게 하는 것은 오직 '나'뿐입니다. 나 답게 표현하세요.

:

채색하면서 떠올랐던 생각들을 메모하세요.

_____

_____

_____

_____

_____

_____

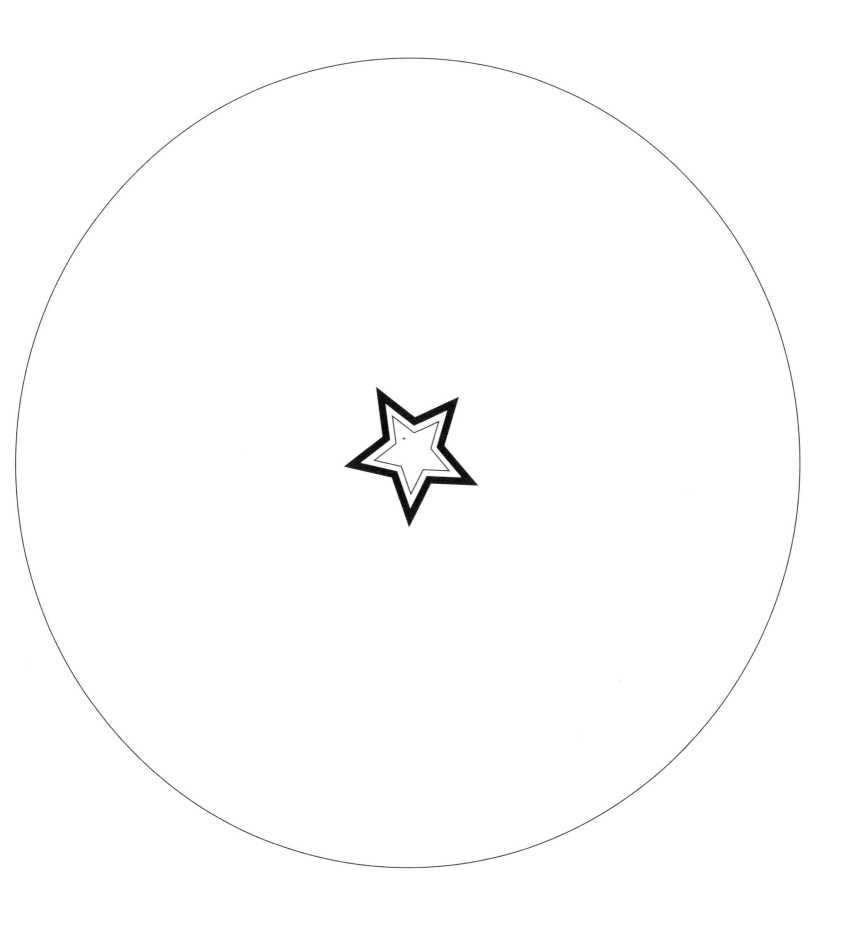

[별]

태양, 달, 지구를 제외한 우주 전체를 의미하는 별은 우주의 창문으로서 하늘로 들어가는 통로를 의미하기도 합니다. 또한 별은 어두운 밤길의 안내자, 지성, 의식, 정신, 소망, 희망, 바람, 길잡이, 운명, 지혜, 아름다움 등을 의미하기도 하며, 심리적으로 자신의 욕구를 표현하며 성공하고 빛나고 싶은 상징성을 갖습니다.

눈을 감고 '나'를 느껴보세요.

◆ '나'라고 느껴지는 색이 있나요?

◆ '나'와 어울리는 단어가 있나요?

◆ '나'는 어떤 모양과 비슷한가요?

'나'를 생각하면서 떠오르는 느낌을 오른쪽 원 안에 표현합니다.

원 안에 선, 색, 모양, 글씨 어떤 것이든 마음대로 표현하세요.

:

작업하면서 떠올랐던 생각들을 메모하세요.

_____

_____

_____

_____

3단계

3월의 새로운 에너지

'자아 실현'의 여정이 봄과 함께 시작됩니다.

중심에 있는 '나'

나를 중심으로 가족, 친구, 연인, 멘토 등 사람들이 많습니다.

◆ '나'의 바로 곁에는 누가 있나요?

◆ '나'와 거리가 가장 먼 사람은 누구인가요?

나를 에워싼 사람들과 어울리는 색, 선, 문자를 자유롭게 표현하세요.

:

작업하면서 떠올랐던 생각들을 메모하세요.

_____

_____

_____

_____

_____

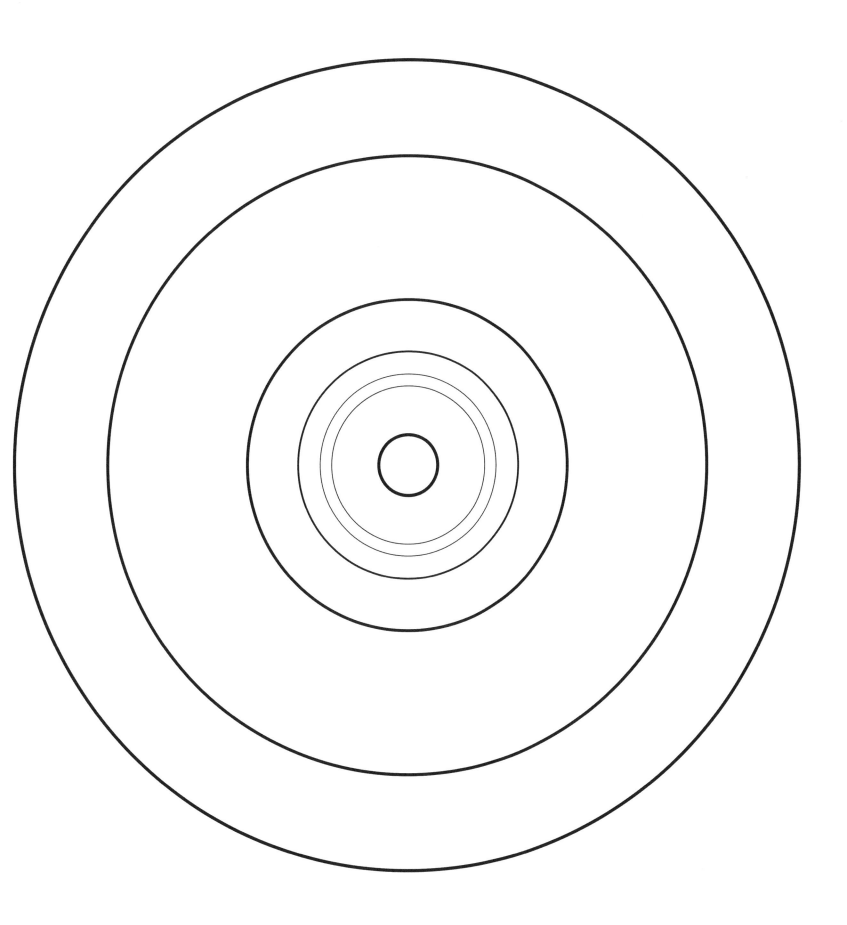

"별난 게 매력 있는 거야,

모두를 도와주고, 즐겁게 해주려고 애쓰지 마."

'나'의 길,

삶의 길에서 우리는 수없이 많은 선택을 하지요.

◆ '나'의 선택 중 가장 자랑스러웠던 순간은?

◆ '나'의 선택 중 되돌리고 싶은 순간은?

내가 선택했던 순간들을 표현해 보세요.

:

작업하면서 떠올랐던 생각들을 메모하세요.

_____

_____

_____

_____

_____

_____

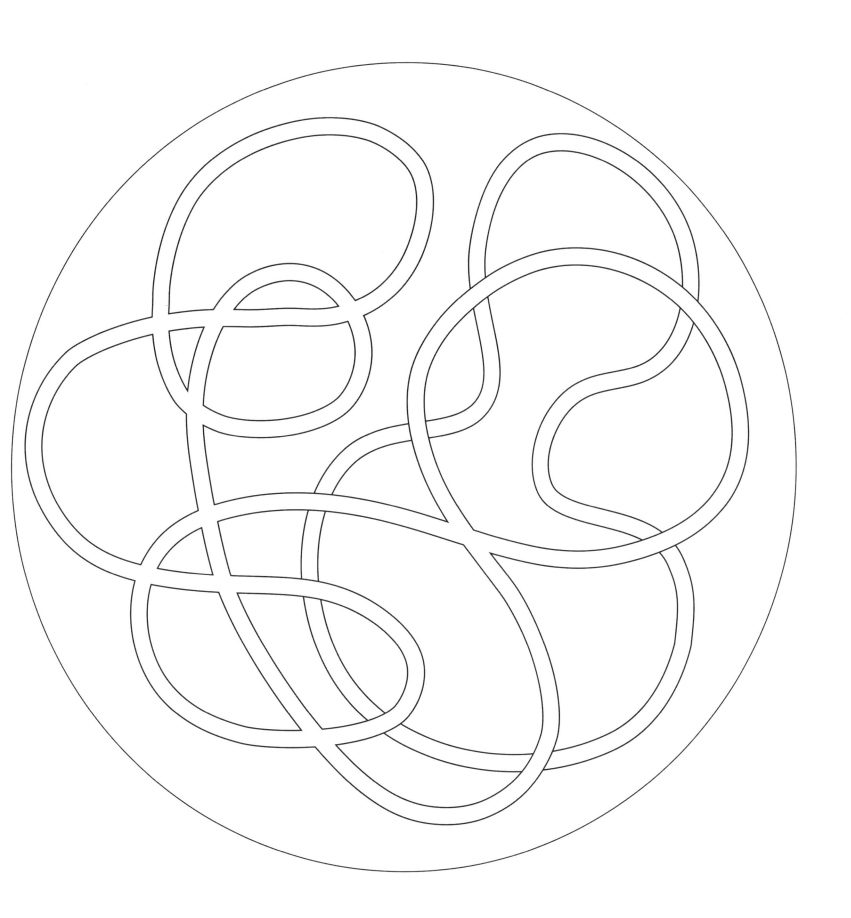

두 개의 길,

어떤 길이 진정한 '나'의 길일까….

◆ '나'의 외면의 길?

◆ '나'의 내면의 길?

나의 내면의 소리에 귀 기울이며 따라갑니다.

:

작업하면서 떠올랐던 생각들을 메모하세요.

_____

_____

_____

_____

_____

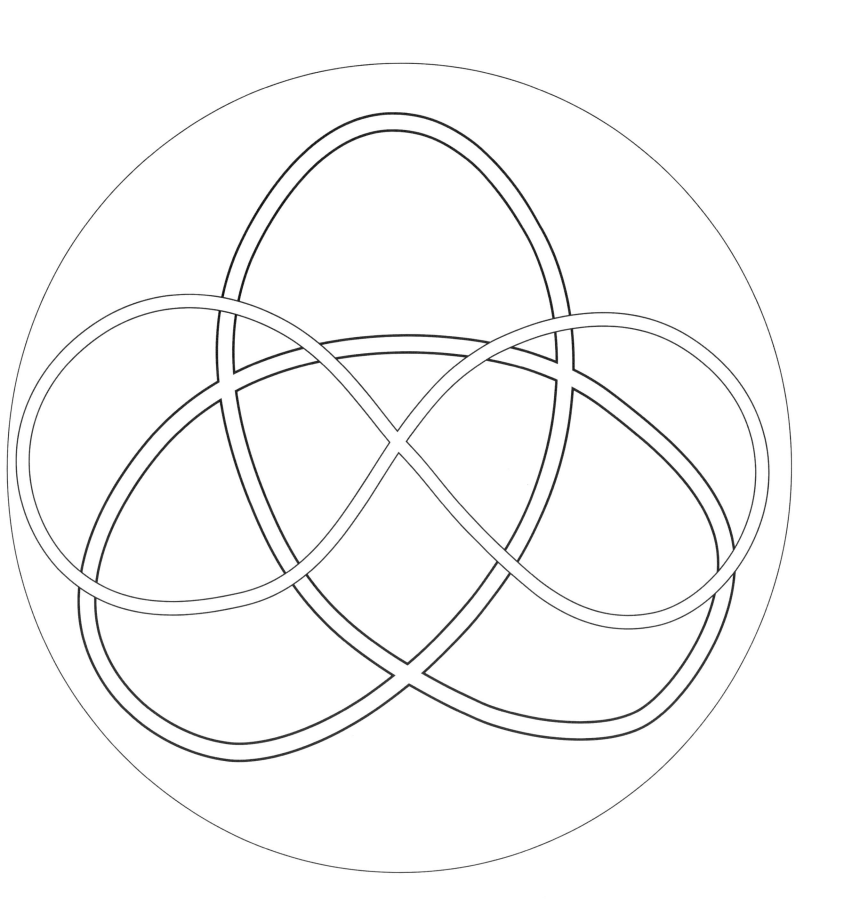

우리가 사는 세상에는 나선형으로 이루어진 것이 많습니다.

달팽이, 나사못 등 이것들의 시작은 어디서부터일까요?

◆ '나'는 왼쪽에서 오른쪽 방향이 편한가요?

◆ '나'는 오른쪽에서 왼쪽 방향이 편한가요?

편안한 방향을 따라 작업합니다.

:

작업하면서 떠올랐던 생각들을 메모하세요.

_____

_____

_____

_____

_____

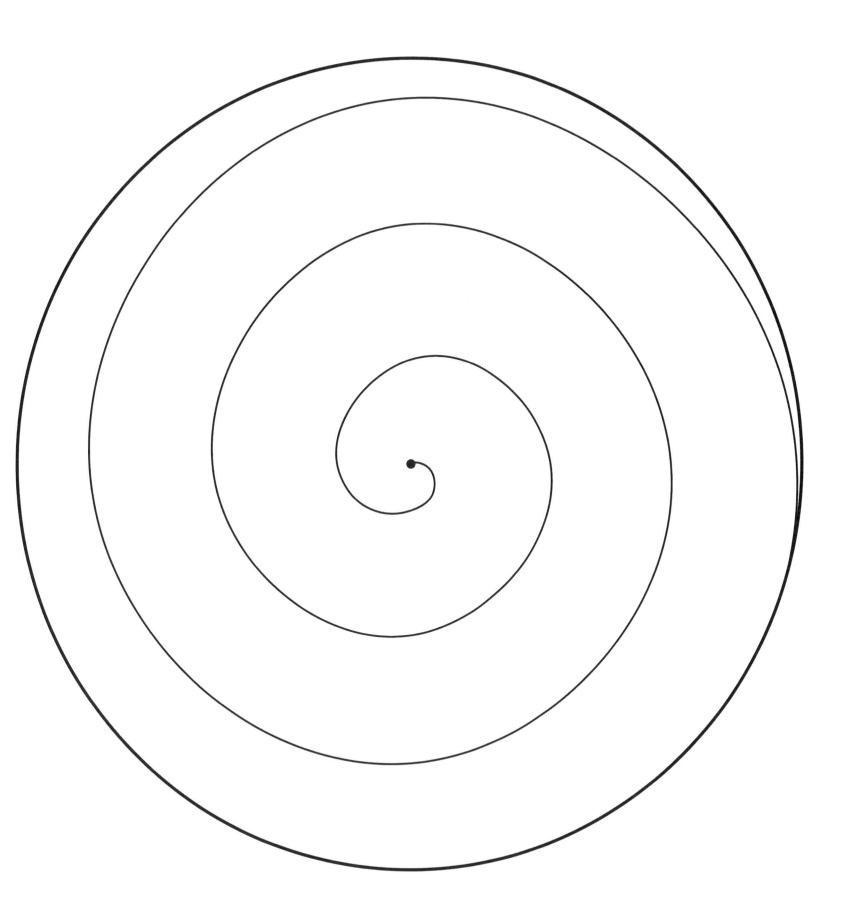

[나선형]

자연의 조개껍데기, 회오리바람 등에서 볼 수 있는 나선형 혹은 소용돌이 모양은 스코틀랜드, 아일랜드, 웨일즈 등의 고대 암각화에 많이 등장합니다. 켈트족의 나선형 소용돌이는 죽음과 재생에 대한 의미를 가지며, 나선형은 땅의 여신 또는 어머니 자궁과 연결된 탯줄의 모양과 흡사합니다. 다양한 상징으로 활용되는 나선형은 인류역사를 통해 오른쪽 방향은 발전하는 삶의 의미를, 왼쪽 방향은 죽음의 상징성을 갖기도 합니다. 결국 이 두 가지 방향의 만남은 생의 부활, 창조의 힘을 상징합니다.

눈을 감고 '나'를 느껴보세요.

◆ '나'라고 느껴지는 색이 있나요?

◆ '나'와 어울리는 단어가 있나요?

◆ '나'는 어떤 모양과 비슷한가요?

'나'를 생각하면서 떠오르는 느낌을 원 안에 표현합니다.

선, 색, 모양, 글씨 어떤 것이든 마음대로 표현하세요.

:

작업하면서 떠올랐던 생각들을 메모하세요.

_____

_____

_____

_____

_____

4단계

4월의 찬란한 빛

삶을 새롭게 받아들이는 자신을 발견합니다.

안전한 성벽으로 둘러싸인 나만의 정원,

- ◆ '나'는 안전한 나만의 울타리 안에 있습니다.

- ◆ '나'는 순환하는 에너지로 둘러 쌓여 있습니다.

- ◆ '나'는 무엇이든 할 수 있는 능력이 있습니다.

안전함 속에서 무한히 창조 중인 나를 즐겨보세요.

:

작업하면서 떠올랐던 생각들을 메모하세요.

_____

_____

_____

_____

_____

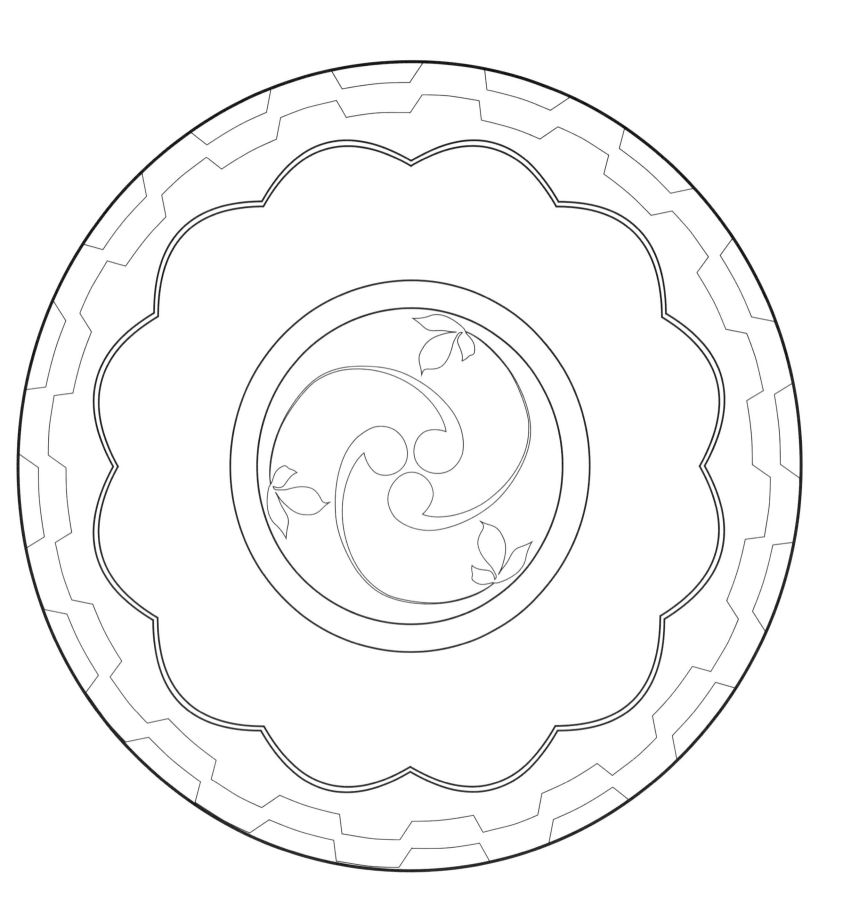

"빛보다 빨리 이동할 수 있는 건 어둠입니다.

어둠은 희망, 기쁨, 행복을 느끼기 전에

고통, 절망, 시기심을 먼저 느끼게 하지요.

어둠에 새치기 당했던 나의 좋은 것을 찾아…."

밝고 따스한 봄의 빛,

◆ '나'는 사랑과 보호 안에 있습니다.

◆ '나'는 찬란한 빛의 중심입니다.

무엇이건 자유롭게 나를 표현하세요.

:

작업하면서 떠올랐던 생각들을 메모하세요.

_____

_____

_____

_____

_____

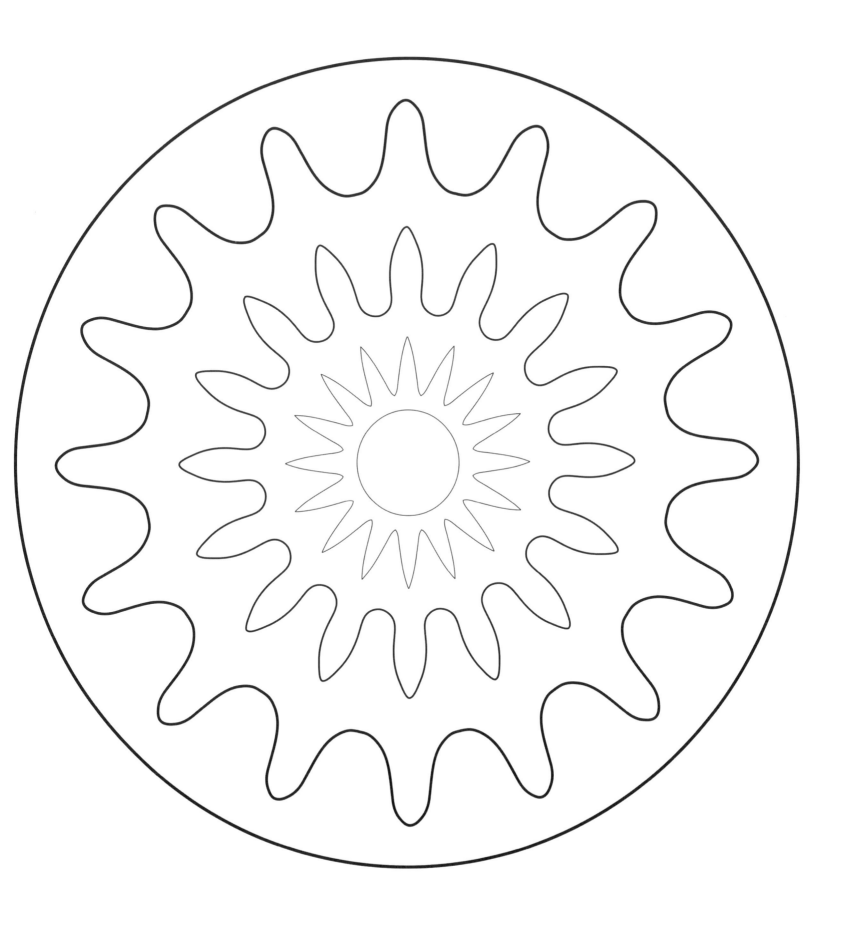

찬란한 빛의 약속,

◆ '나'는 가슴 벅찬 나를 봅니다.
◆ '나'는 찬란한 빛의 약속을 믿습니다.

이전과 다른 새로운 감정을 느껴보세요.
:

작업하면서 떠올랐던 생각들을 메모하세요.

_____

_____

_____

_____

_____

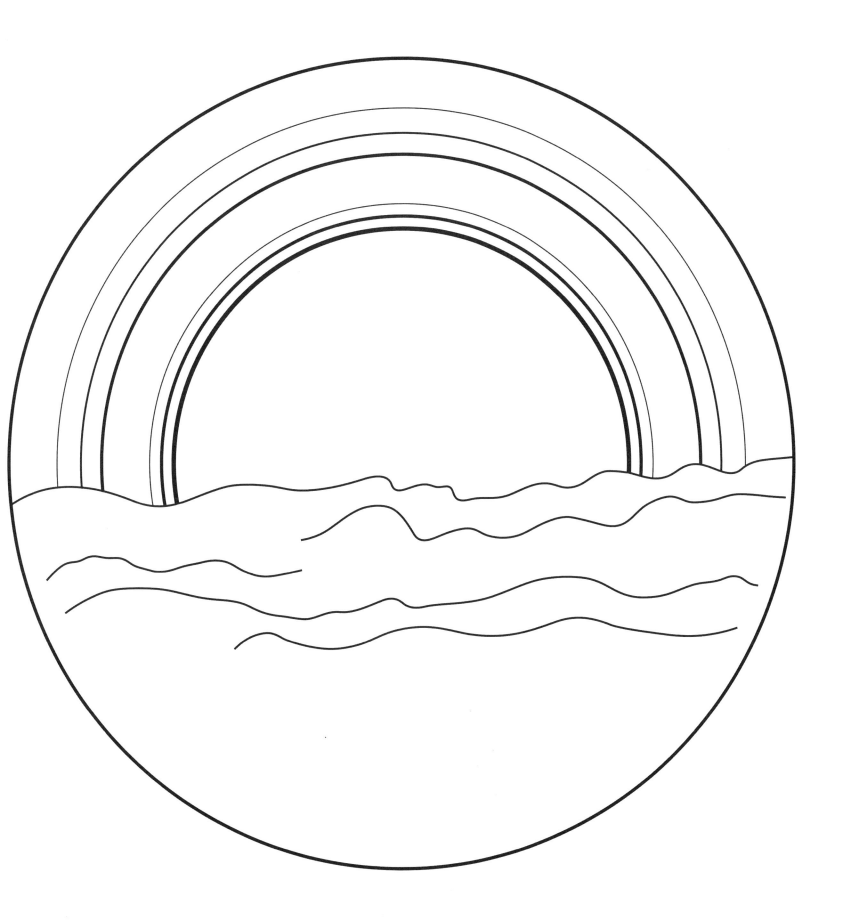

"제발, '나'를 의심하지 마!"

우뚝 솟은 '나',

◆ '나'의 과거의 실패를 용서합니다.

◆ '나'는 과거의 나를 초월한 나를 발견합니다.

◆ '나'는 그렇게 나로부터 다시 태어납니다.

"축하해. 다시 태어남을 축하해!"

:

작업하면서 떠올랐던 생각들을 메모하세요.

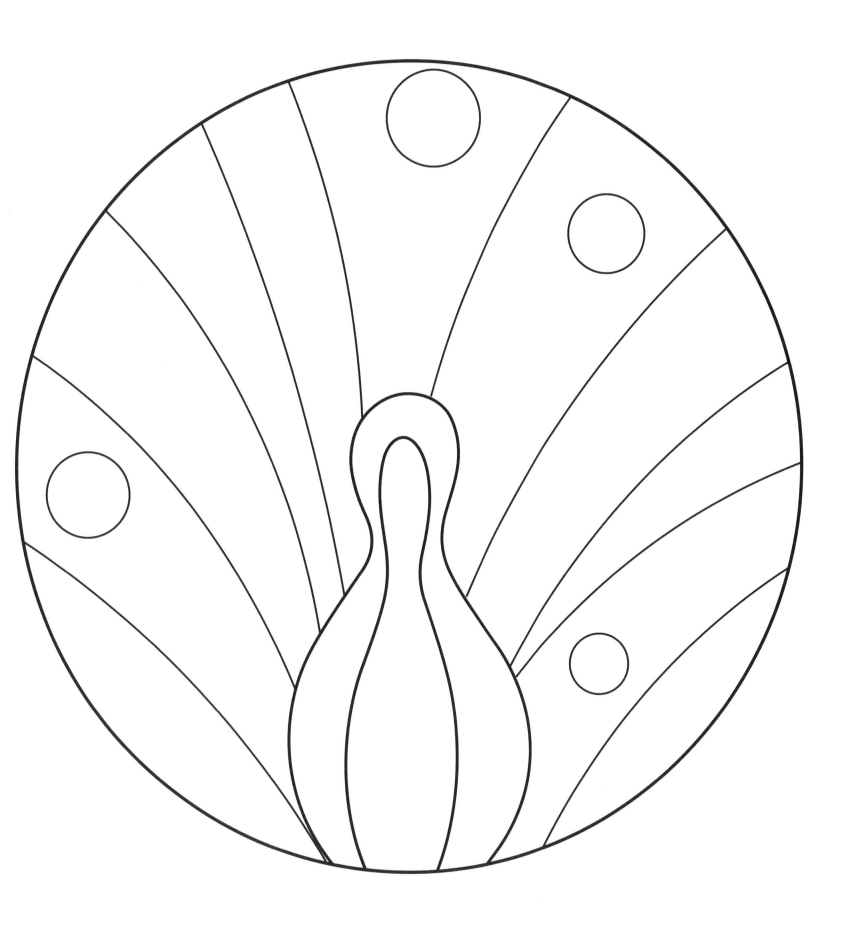

눈을 감고 '나'를 느껴보세요.

◆ '나'라고 느껴지는 색이 있나요?

◆ '나'와 어울리는 단어가 있나요?

◆ '나'는 어떤 모양과 비슷한가요?

'나'를 생각하면서 떠오르는 느낌을 원 안에 표현합니다.

선, 색, 모양, 글씨 어떤 것이든 마음대로 표현하세요.

:

작업하면서 떠올랐던 생각들을 메모하세요.

_____

_____

_____

_____

_____

5단계

5월의 늦은 아침

독립적이며 분리된 나는 이제 '나' 다움을 주장합니다.

가장 튼튼한 나만의 방패,

- ◆ '나'를 안전하게 지켜주는 방패

- ◆ '나'의 두려움을 이겨내는 방패

- ◆ '나'에게 용기를 주는 방패

나의 사명감, 목표, 성취를 생각하며 외쳐보세요!!

:

작업하면서 떠올랐던 생각들을 메모하세요.

_____

_____

_____

_____

_____

_____

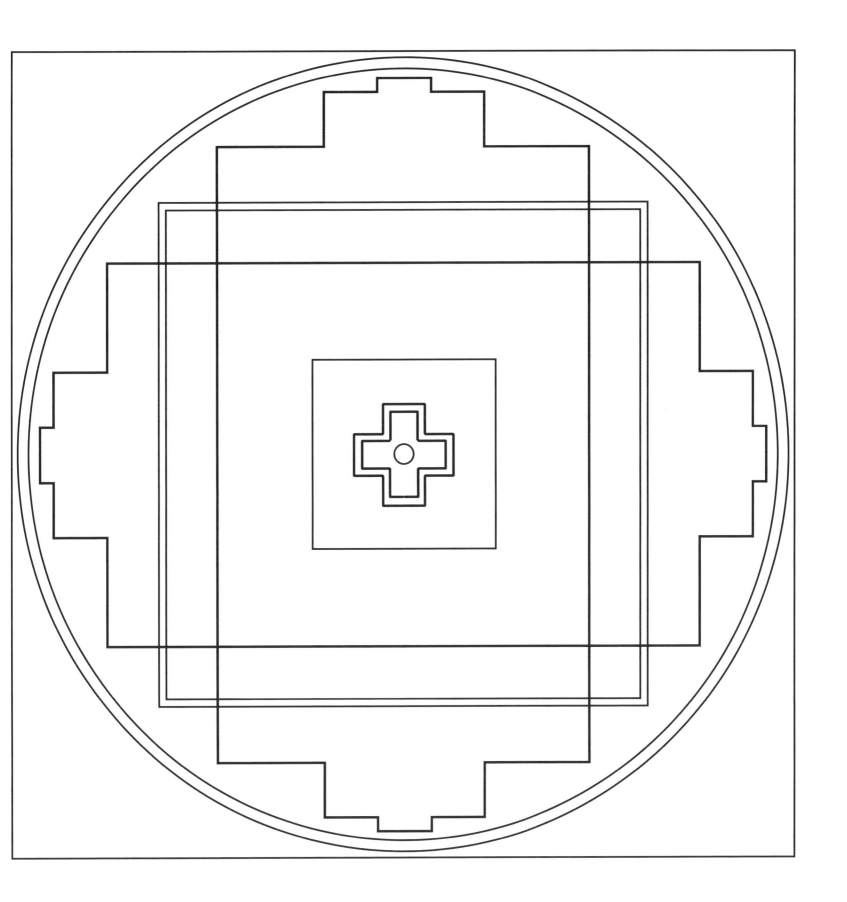

[방패]

동양의 방패에 도깨비 문양이 많이 사용되었다면, 서양의 방패에는 십자 문양이 종종 사용되었습니다. 방패는 나를 보호하는 도구이자, 나를 지켜주고 앞으로 전진하게 하는 도구입니다. 그래서 방패는 보호, 신뢰, 용기, 외부로 향하는 출입구의 상징성을 갖습니다.

잘하는 게 없어서 힘이 빠지나요?

나에게만 있는 것도 많은데 말입니다. '나'의 다름을,

  ◆ '나'만의 독특함 발견하기

  ◆ '나'만의 장점 발견하기

자기(Self) 다움의 주장이 필요합니다.

:

작업하면서 떠올랐던 생각들을 메모하세요.

_____

_____

_____

_____

_____

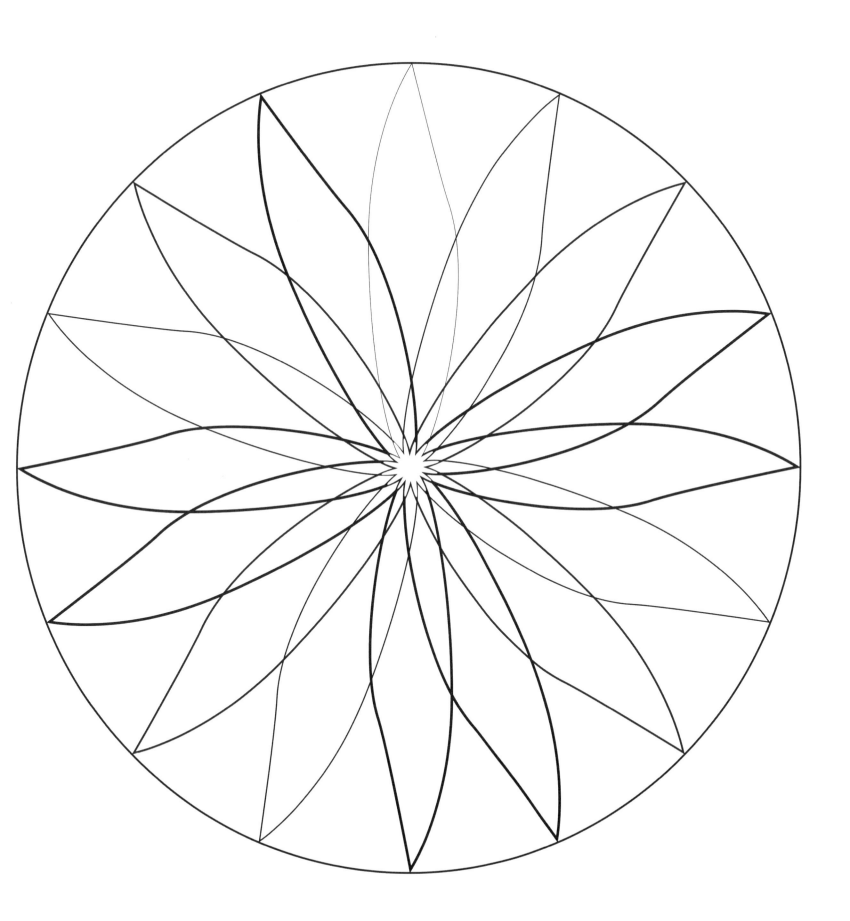

신성(神性)의 눈으로 '나'를 바라보세요.

◆ '나'를 지켜봐 주는 눈이 있습니다.

◆ '나'에게 힘을 주는 눈이 있습니다.

◆ '나'를 응원하는 눈이 있습니다.

나는 그저, '나'다움을 표현하면 됩니다.

:

작업하면서 떠올랐던 생각들을 메모하세요.

_____

_____

_____

_____

_____

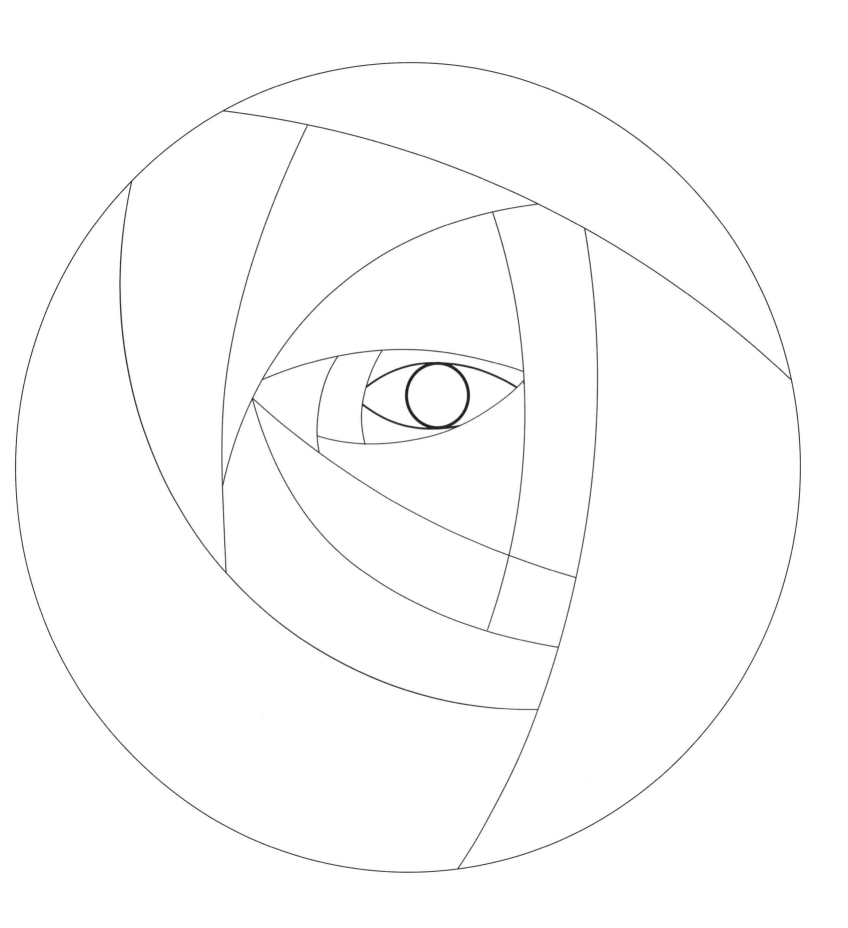

도전과 안전한 충돌

◆ '나'로 부터 시작되는 우주

◆ '나'로 인해 움직이는 우주

삶의 여정에서 중요한 것은 나의 '중심성' 입니다.

모든 것의 중심에 있는 나를 떠올리면서 작업합니다.

:

작업하면서 떠올랐던 생각들을 메모하세요.

_____

_____

_____

_____

_____

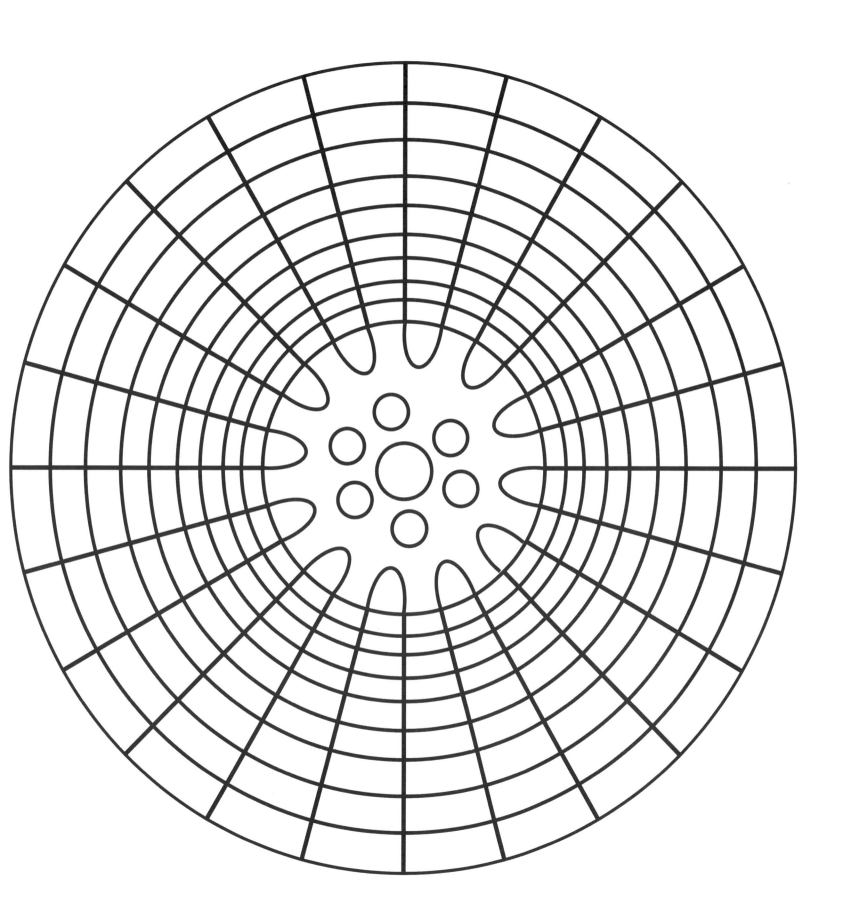

"평정을 유지하는 중용의 미학"

눈을 감고 '나'를 느껴보세요.

◆ '나'라고 느껴지는 색이 있나요?

◆ '나'와 어울리는 단어가 있나요?

◆ '나'는 어떤 모양과 비슷한가요?

'나'를 생각하면서 떠오르는 느낌을 원 안에 표현합니다.

선, 색, 모양, 글씨 어떤 것이든 마음대로 표현하세요.

:

작업하면서 떠올랐던 생각들을 메모하세요.

_____

_____

_____

_____

_____

6단계

6월의 밝음

스스로 빛을 내며 빛나는 '나'.

"무엇이 가능한지 이제, 나의 눈으로 보는 거야."

개별적 정체성을 찾을 수 있는 '나'의 눈,

◆ '나'의 정체성은 무엇일까요?

◆ '나'의 삶을 책임지기 위해 감수해야 할 것은?

자기의 삶을 책임지기위해 느꼈던 감정들을 표현하세요.

:

작업하면서 떠올랐던 생각들을 메모하세요.

_____

_____

_____

_____

_____

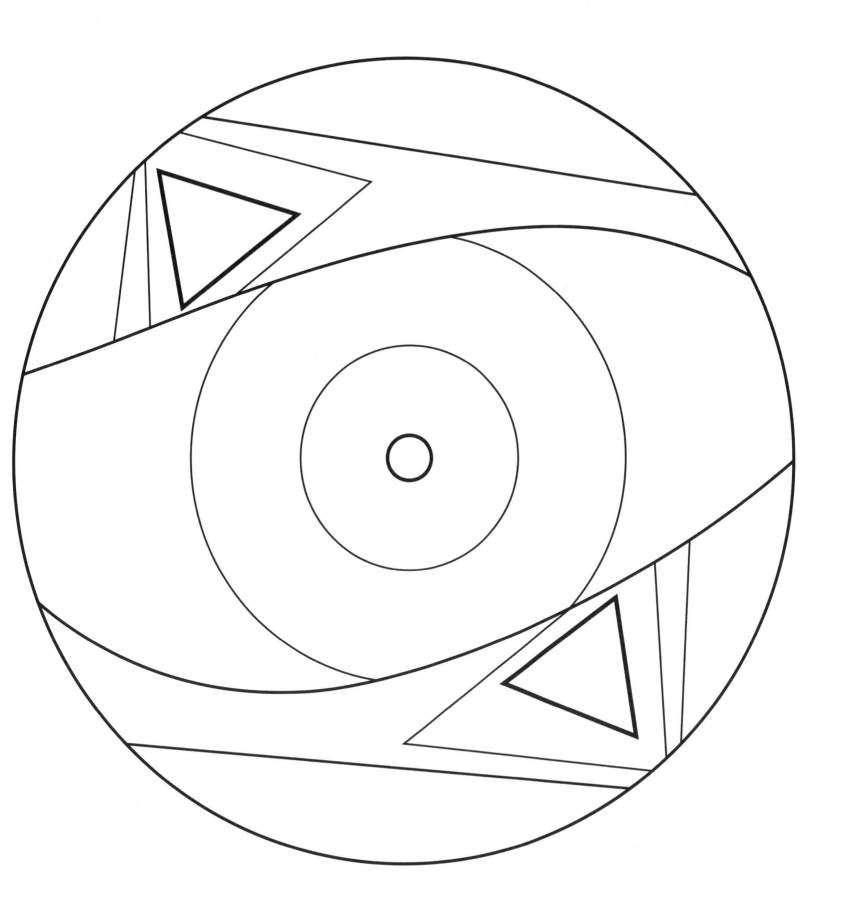

갈등을 견디는 시간

◆ '나'에게는 수많은 갈등이 있습니다.

◆ '나'에게는 갈등을 견디는 힘도 있습니다.

'용과의 대결'처럼 내면의 갈등을 탐색하고 표현하세요.

:

작업하면서 떠올랐던 생각들을 메모하세요.

_____

_____

_____

_____

_____

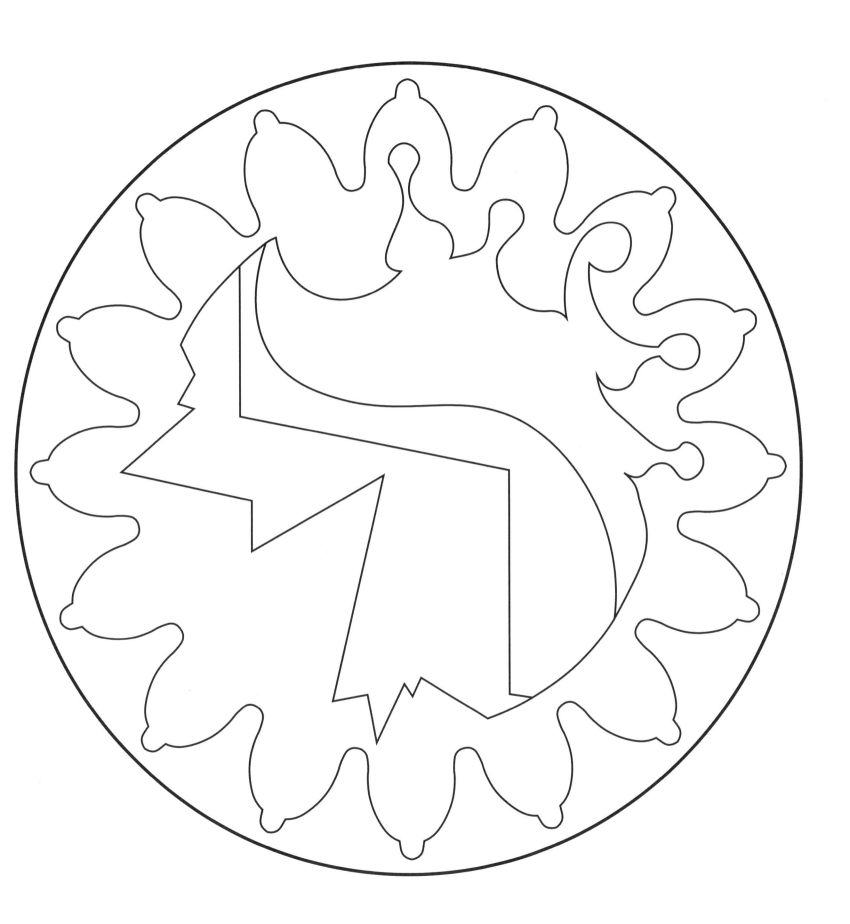

[용, Dragon]

일반적으로 자아실현의 후반기가 되면 자아는 초기 수준으로 퇴행하도록 압력을 주는데, 이때가 내면의 갈등과 동시에 탐색할 기회가 됩니다. 마치 아동이 어머니의 심리적인 환경에서 벗어나 강한 자아를 발달시키는 과정과 같으며 '용 길들이기' 또는 '용과의 대결'이라 불리는데, 이는 곧 이러한 과정을 견디어 내는 무의식을 상징하기도 합니다.

수용하며 성장하는 '나'

◆ '나'에게는 수용하지 못했던 기억이 있습니다.

◆ '나'에게는 남의 탓으로 돌렸던 기억도 있습니다.

갈등을 수용하지 못한 느낌, 기억을 떠올려 보세요.

:

작업하면서 떠올랐던 생각들을 메모하세요.

_____

_____

_____

_____

_____

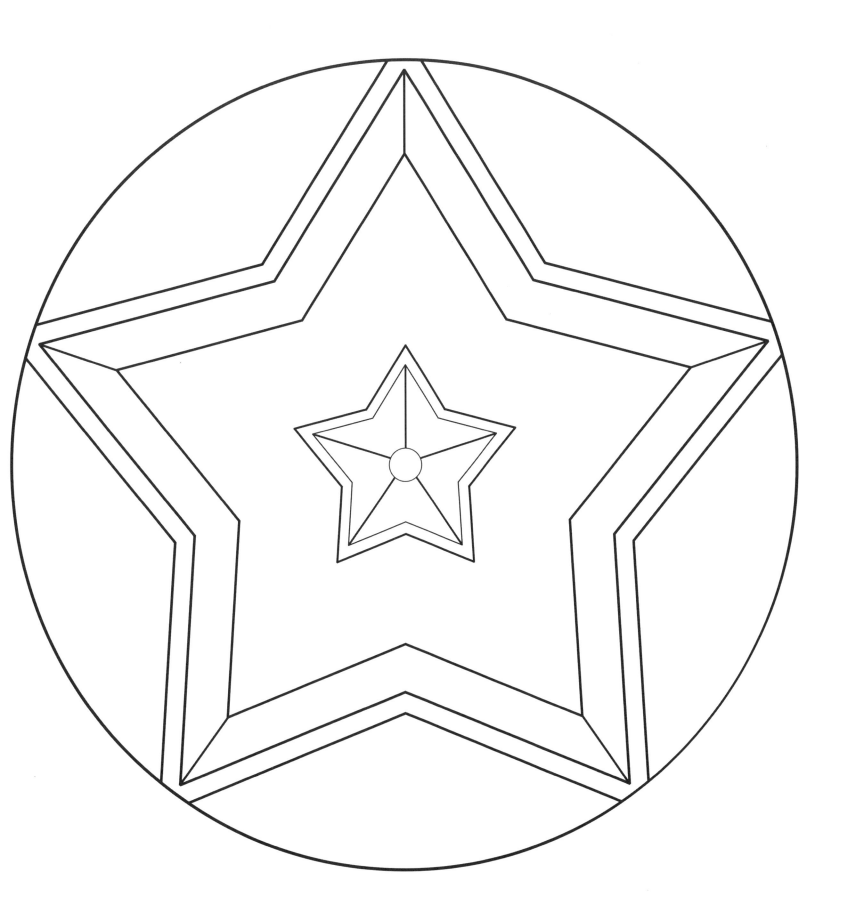

"갈등을 감수하는 것은

자기인식을 증진시키며

통합적이고 탄력적인

자아 구조로 발전시키는 원동력이 됩니다."

눈을 감고 '나'를 느껴보세요.

◆ '나'라고 느껴지는 색이 있나요?

◆ '나'와 어울리는 단어가 있나요?

◆ '나'는 어떤 모양과 비슷한가요?

'나'를 생각하면서 떠오르는 느낌을 원 안에 표현합니다.

선, 색, 모양, 글씨 어떤 것이든 마음대로 표현하세요.

:

작업하면서 떠올랐던 생각들을 메모하세요.

_____

_____

_____

_____

_____

6-4

우리는 지금,

온전함을 깨우는 여행을 하고 있습니다.

심호흡을 하고

'나'에게 집중하고 있나요?

'나'와 마주하고 있나요?

우리 여행의 목적은 도착이 아니라

신성한 '나'를 찾아가는 여정입니다.

7단계

7월의 강렬한 정오

땅을 응시하고 자기의 자리를 찾아간다.

반복되며 성장하는 '나'

◆ '나'는 반복되며 훈련됩니다.

◆ '나'는 동요되지 않는 힘을 키웁니다.

자연이 그러하듯, 세월의 흐름에서 우리는 '균형'을 찾아갑니다.

:

작업하면서 떠올랐던 생각들을 메모하세요.

_____

_____

_____

_____

_____

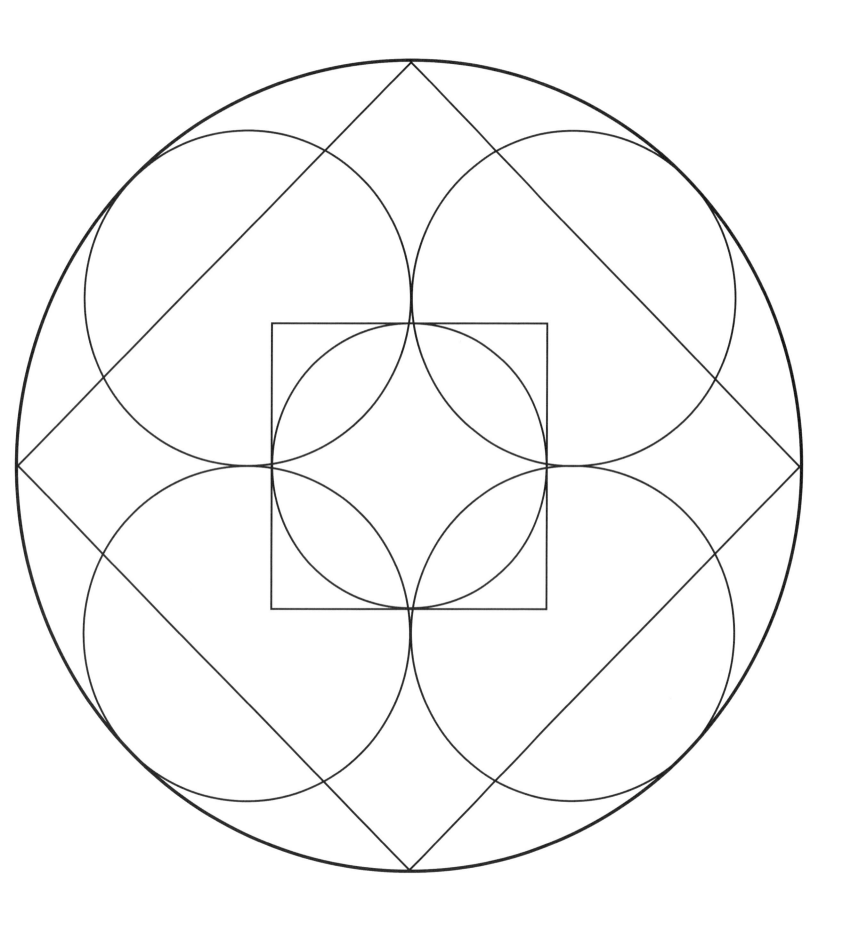

"천둥, 번개, 소나기, 메마름… 그 안에서 한 발, 한 발."

흔들리지 않는 신념

◆ '나'에게는 가치와 신념이 있습니다.

◆ '나'에게는 지키고자 하는 것이 있습니다.

추구하는 가치와 신념은 '나'를 채우는 힘이 됩니다.

완전한 '나'를 위해 필요한 것은 무엇일까요?

:

작업하면서 떠올랐던 생각들을 메모하세요.

_____

_____

_____

_____

_____

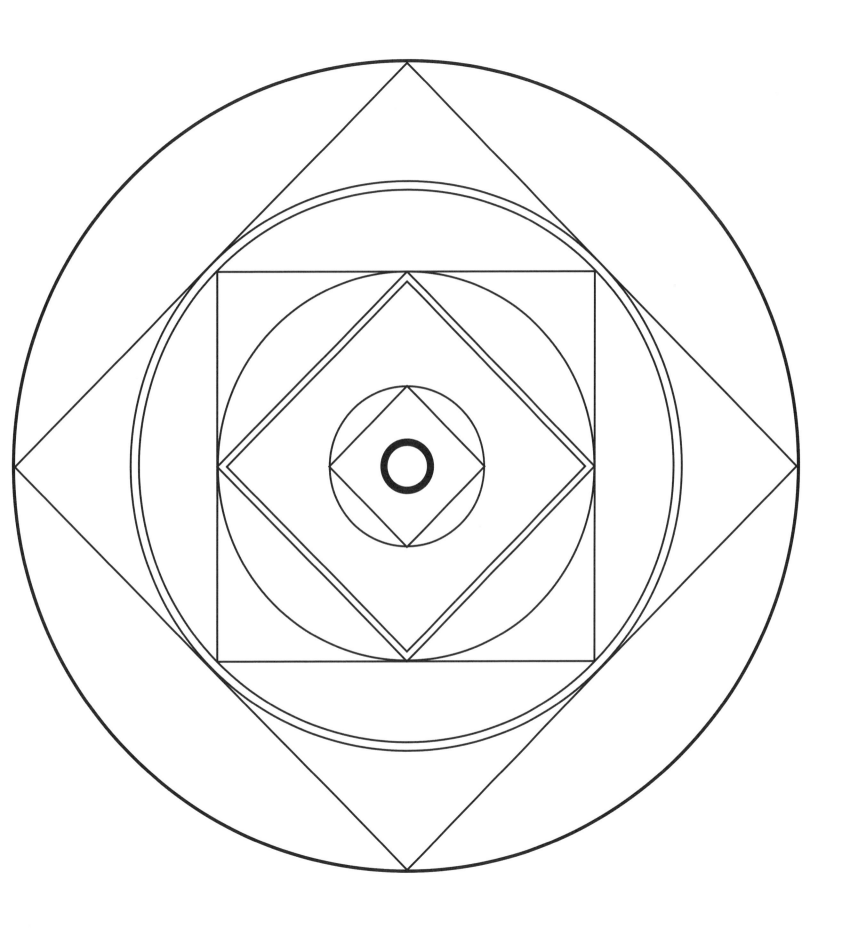

'치유'라는 선물

◆ '나'는 치유라는 선물을 받았습니다.

◆ '나'는 나를 보호하며 지킬 수 있습니다.

나의 가치를 꽃 피우며, 행복한 모습을 떠올려 보세요.

:

작업하면서 떠올랐던 생각들을 메모하세요.

_____

_____

_____

_____

_____

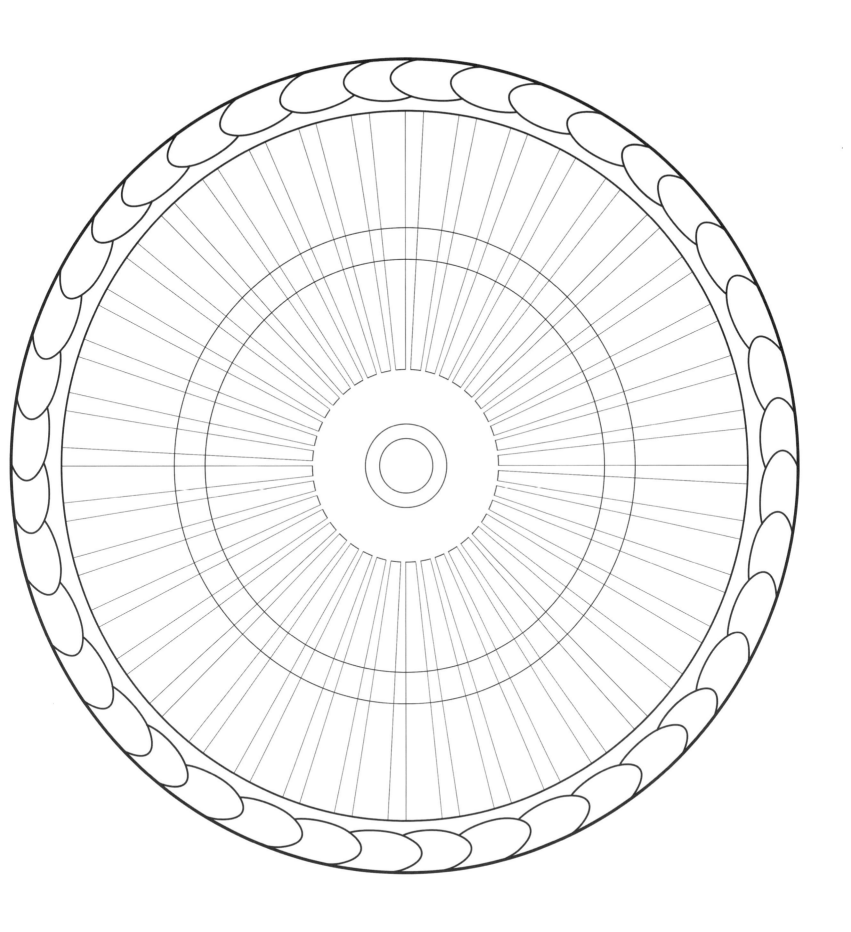

[상징, Symbol]

기호(Sign)는 아는 것을 다른 모양으로 비유한 것이라면, 상징(Symbol)은 인류의 역사를 통해 확인되는 사람들 마음의 바탕이며, 의미를 잉태하고 있으며 끊임없이 발전하며 살아 있는 것입니다.

눈을 감고 '나'를 느껴보세요.

　◆ '나'라고 느껴지는 색이 있나요?

　◆ '나'와 어울리는 단어가 있나요?

　◆ '나'는 어떤 모양과 비슷한가요?

'나'를 생각하면서 떠오르는 느낌을 원 안에 표현합니다.

선, 색, 모양, 글씨 어떤 것이든 마음대로 표현하세요.

　:

작업하면서 떠올랐던 생각들을 메모하세요.

8단계

8월 성장의 계절

세상을 헤쳐 나가기 위해

스스로 빛내고, 치유하는 힘을 가집니다.

높은 에너지를 가진 '나'

◆ '나'는 분명한 목표와 계획이 있습니다. 그리고,

◆ '나'의 높은 가치를 인정합니다.

겪어낸 순간들은 더 큰 성장을 위한 준비였습니다.

잘 견디어 온 나를 인정하고, 표현해 보세요.

:

작업하면서 떠올랐던 생각들을 메모하세요.

_____

_____

_____

_____

_____

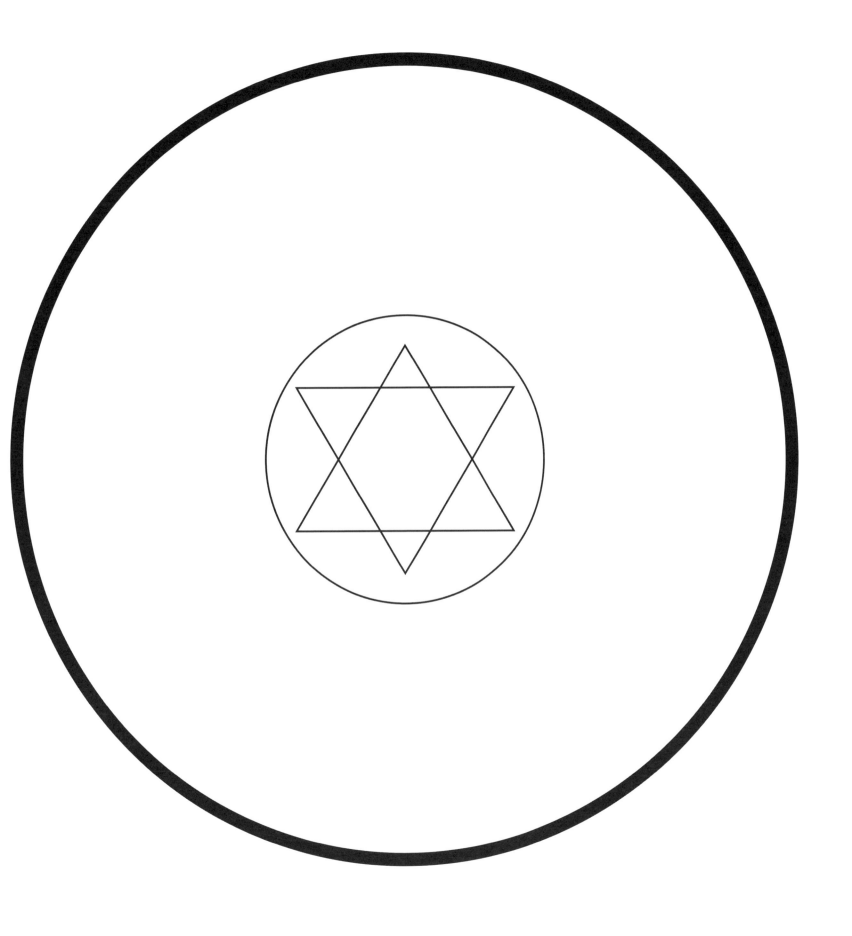

[솔로몬의 봉인, 다윗의 별]

육각형 별꼴은 긍정과 부정, 불과 물, 상호보완의 완전한 균형을 의미하며 자기(Self) 안의 본성을 들여다보는 인간으로 천상적 성질과 지상적 성질을 매개하여 통합하는 인간을 나타냅니다.

탐색과 새로운 시도

◆ '나'를 향해 비추는 태양을 느낍니다.

◆ '나'는 열정과 긍정으로 가득 차 있습니다

무엇이든 새로운 시도가 충분한 나를 느껴보세요.

(※ 보색 사용 권장 : 빨강-청록, 주황-파랑, 노랑-남색, 연두-보라 등)

:

작업하면서 떠올랐던 생각들을 메모하세요.

_____

_____

_____

_____

_____

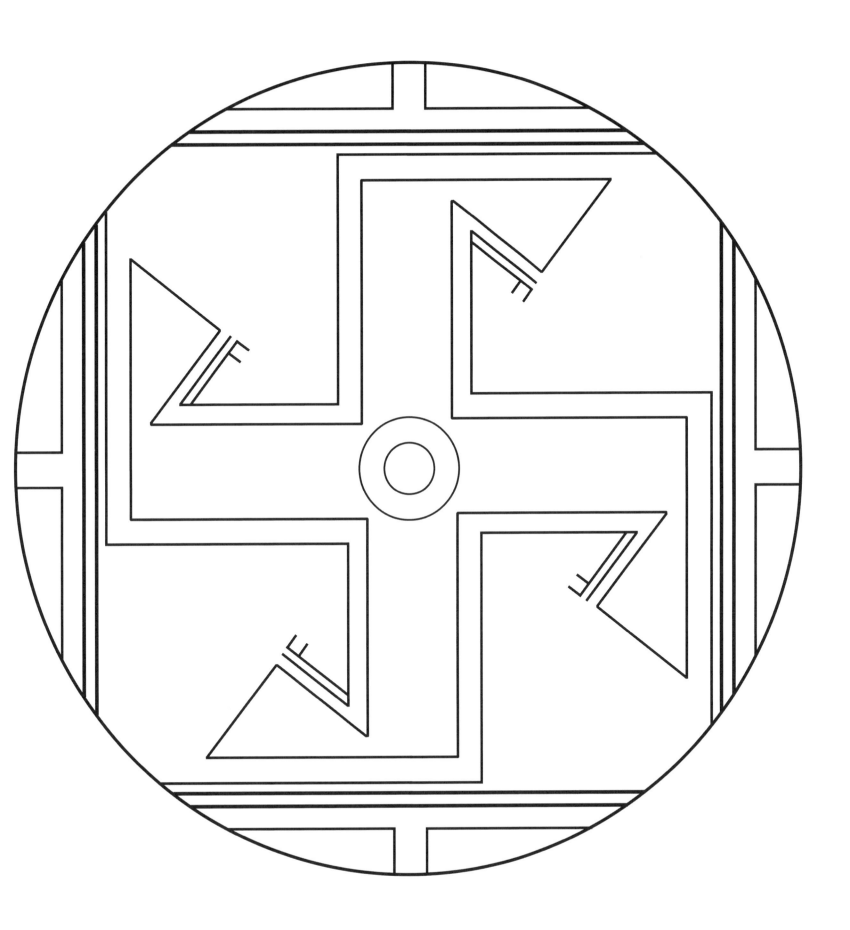

세상에 적응하는 '나'

◆ '나'는 어디에, 어떤 모습으로 있나요?

◆ '나'는 어디까지 뻗어나갈 수 있을까요?

두 발로 땅을 딛고, 두 팔을 마음껏 펼친 나를 상상하세요.

건강한 몸과 정신을 만나며, 나의 한계를 정하지 마세요.

:

작업하면서 떠올랐던 생각들을 메모하세요.

_____

_____

_____

_____

_____

_____

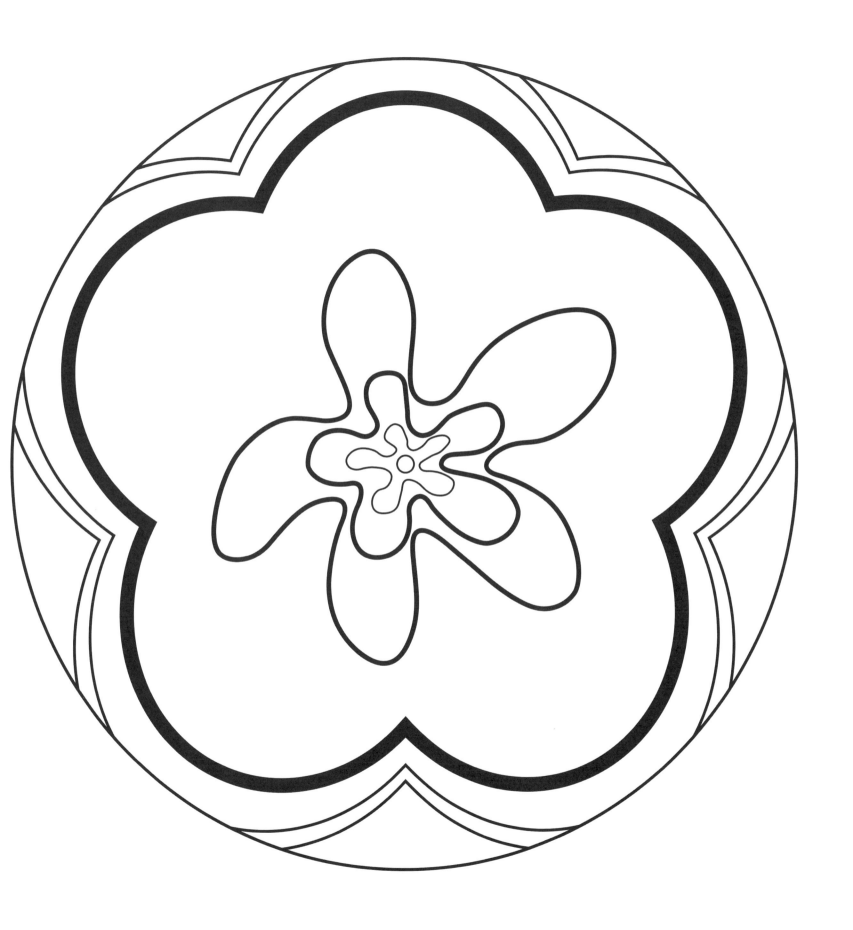

"사라진 것이 아니고, 감추어져 있는 것이 많습니다."

눈을 감고 '나'를 느껴보세요.

- ◆ '나'라고 느껴지는 색이 있나요?

- ◆ '나'와 어울리는 단어가 있나요?

- ◆ '나'는 어떤 모양과 비슷한가요?

'나'를 생각하면서 떠오르는 느낌을 원 안에 표현합니다.

선, 색, 모양, 글씨 어떤 것이든 마음대로 표현하세요.

:

작업하면서 떠올랐던 생각들을 메모하세요.

_____

_____

_____

_____

_____

9단계

9월의 곡식은 알차다

내 인생의 선장은 바로 '나' 입니다.

선장은 바로 '나'

- ◆ '나'의 삶의 주인은 '나'임을 알고 있나요?
- ◆ '나'의 인생 항로는 어느 방향으로 가고 싶나요?

삶의 항해를 위한 인생 지도를 떠올리며 작업해 보세요.

:

작업하면서 떠올랐던 생각들을 메모하세요.

_____

_____

_____

_____

_____

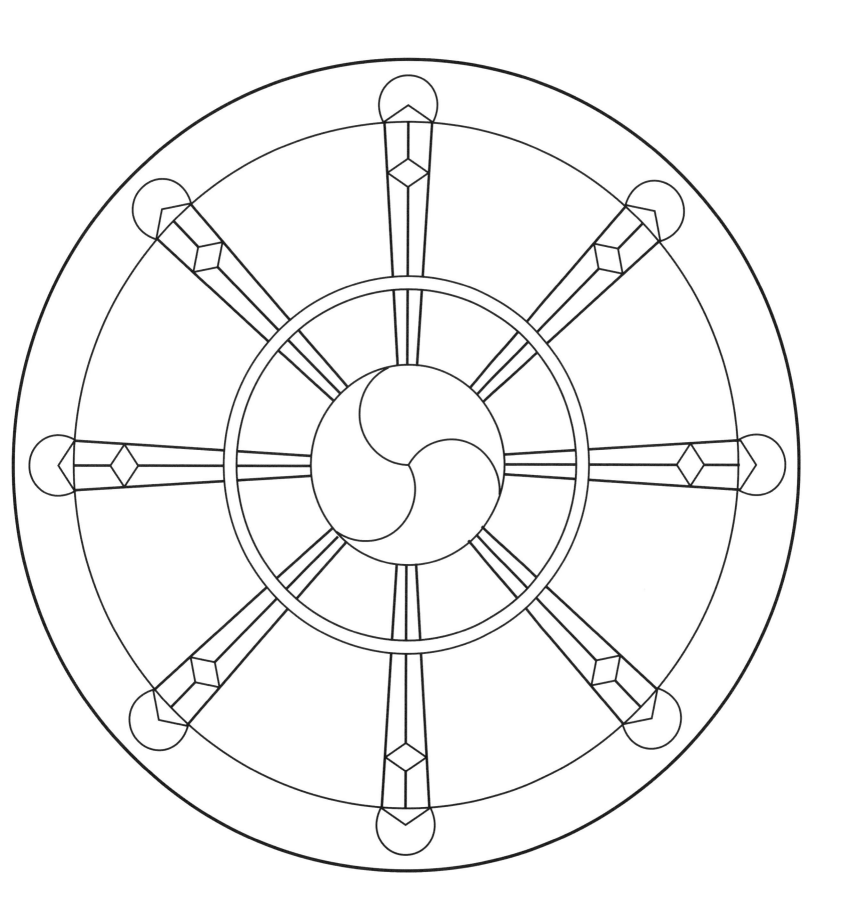

조화롭고 아름다운 '나'

여정을 통해 나의 정신과 신체는 조화를 이루어 갑니다.

◆ '나'에 대한 깨달음과,

◆ '나'에 대한 알아차림에,

느껴지는 많은 감정에 세심하게 집중하며 '나'를 작업해 보세요.
:

작업하면서 떠올랐던 생각들을 메모하세요.

_____

_____

_____

_____

_____

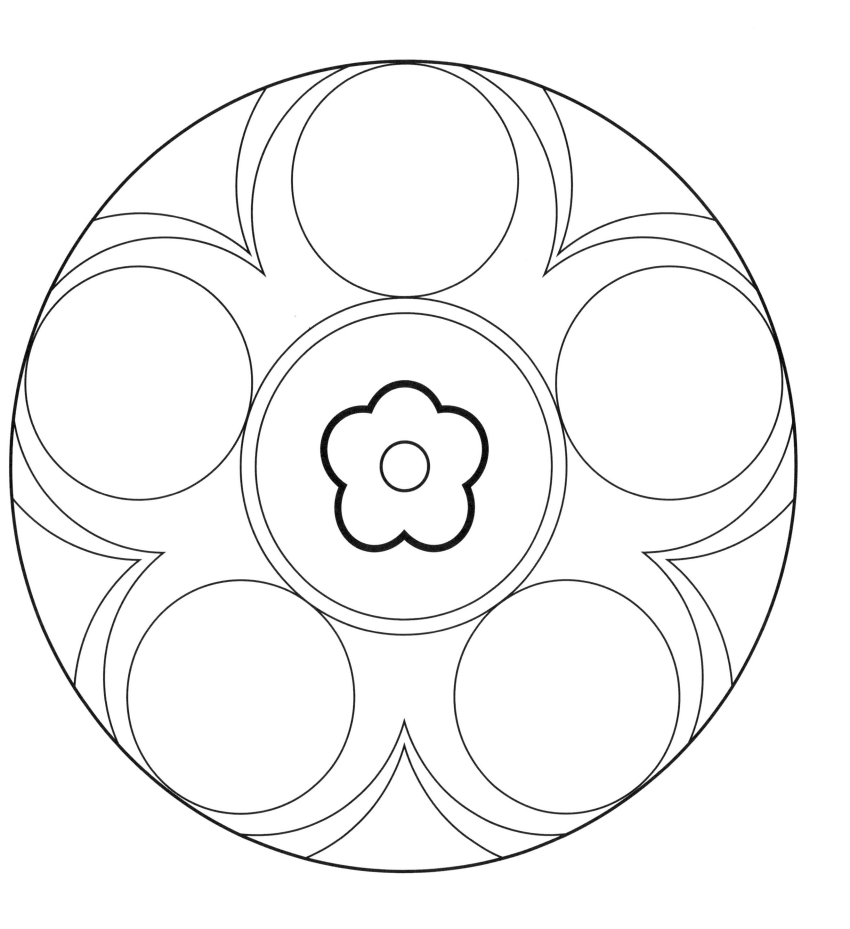

" '나'는 나에게 수동적으로 일어난 사건의 총합이 아니라

내가 되고 싶어서 선택해 온 결과의 총체이다."

C. Jung.

더, 더, 더, 알차게 익어가는 풍요

◆ '나'에게 강화된 힘의 에너지

◆ '나'에게 더해진 균형과 조화

풍요로움과 즐거움의 향연을 생각하며 작업해 보세요.

작업하면서 떠올랐던 생각들을 메모하세요.

_____

_____

_____

_____

_____

_____

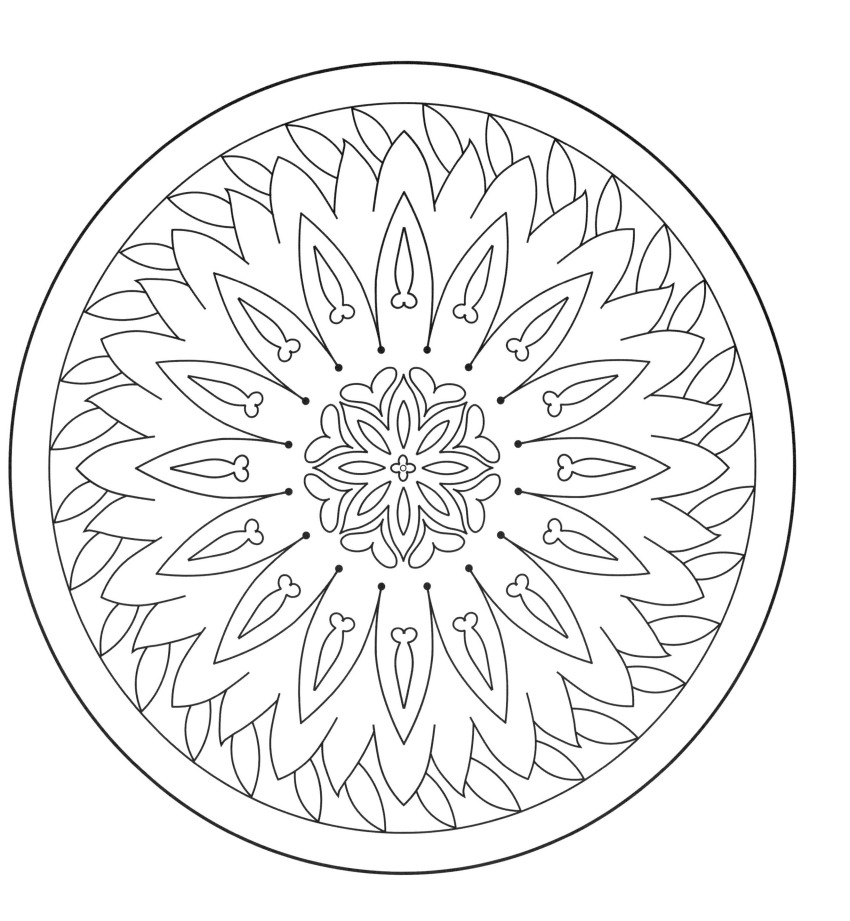

눈을 감고 '나'를 느껴보세요.

◆ '나'라고 느껴지는 색이 있나요?

◆ '나'와 어울리는 단어가 있나요?

◆ '나'는 어떤 모양과 비슷한가요?

'나'를 생각하면서 떠오르는 느낌을 원 안에 표현합니다.

선, 색, 모양, 글씨 어떤 것이든 마음대로 표현하세요.

:

작업하면서 떠올랐던 생각들을 메모하세요.

_____

_____

_____

_____

_____

10단계

10월의 찬란한 추수

타오르는 태양을 만나다.

놓아주고, 다시 준비하는 '나'

◆ '나'의 열매는 다시, 씨앗이 되려 합니다.

◆ '나'도 이제 다시, 단풍이 되려 합니다.

지혜를 얻기 위해 다음 단계를 시작할 준비를 합니다.

삶의 자연스러운 이치를 느끼고 수용하며 작업해 보세요.

:

작업하면서 떠올랐던 생각들을 메모하세요.

_____

_____

_____

_____

_____

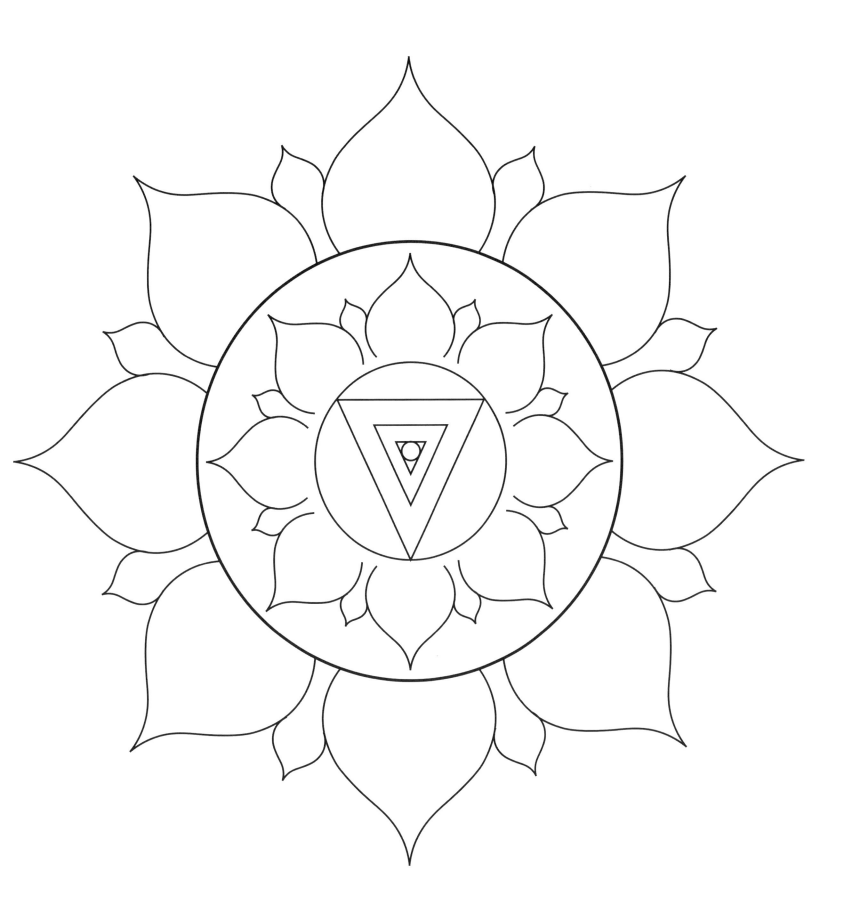

결단

◆ '나'의 혼란스러움을 이제, 모두 버리려 합니다.

◆ '나'는 시작을 위해 '결단'을 선택합니다.

오믈렛을 만들기 위해, 계란이 깨져야 함을 우리는 알고 있습니다.

:

작업하면서 떠올랐던 생각들을 메모하세요.

_____

_____

_____

_____

_____

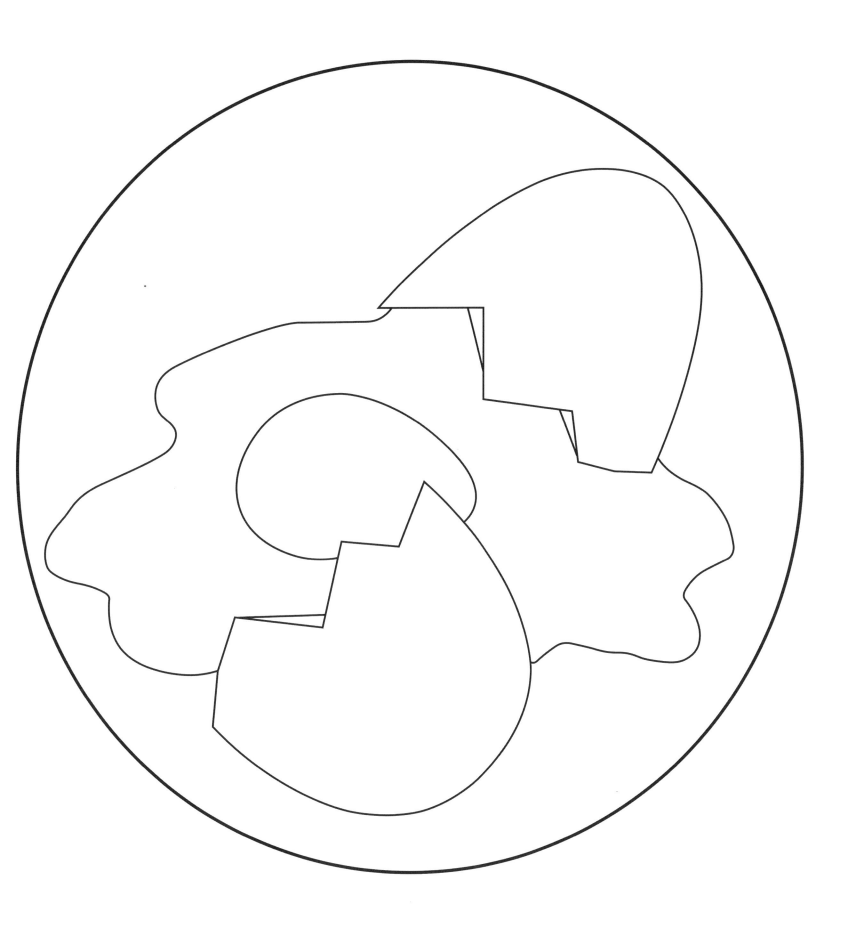

다시 연결되는 문

◆ '나'는 열매를 맺은 성취감으로 가득합니다.

◆ '나'는 새로운 시작의 문을 열려고 합니다.

성취감과 자신감으로 새로운 문 앞에 있습니다.

:

작업하면서 떠올랐던 생각들을 메모하세요.

_____

_____

_____

_____

_____

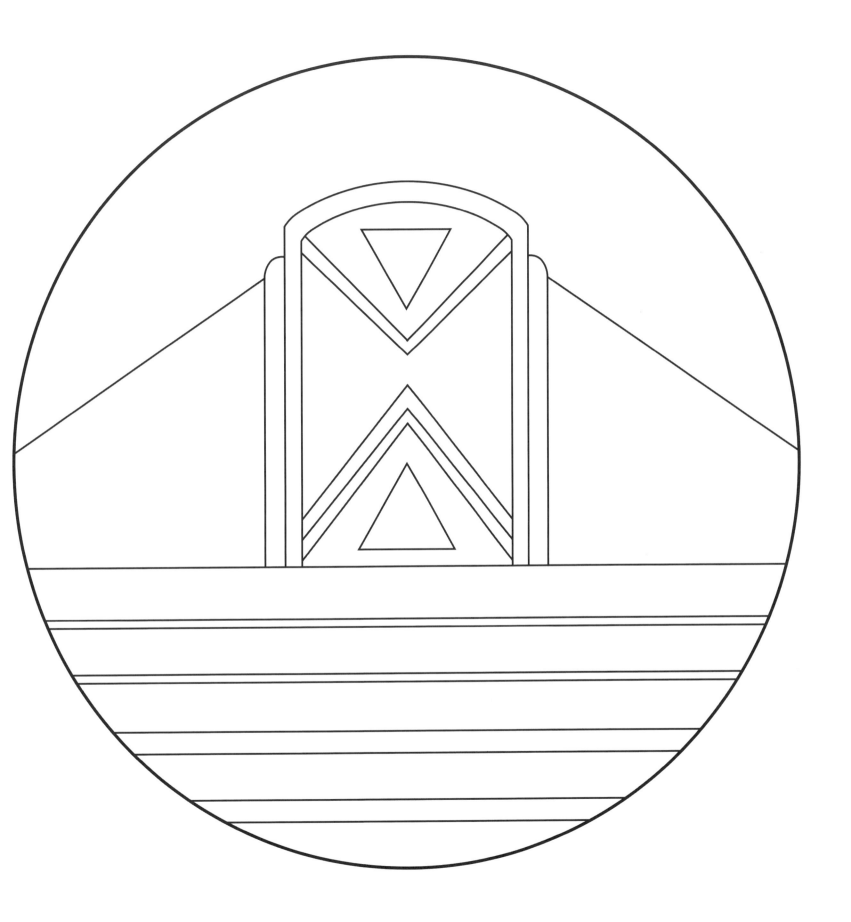

[문]

문이나 통로는 희망, 기회, 여는 것, 즉 지금의 어떠한 상황에서 구별되는 세계로 이르는 통로의 상징성을 갖습니다. 로마신화의 두 얼굴의 야누스(Janus) 신은 문을 여닫는 열쇠를 가지고 있으며, 처음과 시작 또는 시작과 변화를 의미하며, 한 해를 시작하는 January(1월)의 어원입니다.

눈을 감고 '나'를 느껴보세요.

◆ '나'라고 느껴지는 색이 있나요?

◆ '나'와 어울리는 단어가 있나요?

◆ '나'는 어떤 모양과 비슷한가요?

'나'를 생각하면서 떠오르는 느낌을 원 안에 표현합니다.

선, 색, 모양, 글씨 어떤 것이든 마음대로 표현하세요.

:

작업하면서 떠올랐던 생각들을 메모하세요.

_____

_____

_____

_____

_____

11단계

11월 무너짐

지평선 너머의 희미한 잔재도 '나' 입니다.

두려워 마세요.

분열, 혼동의 기억 조각

◆ '나'의 분노, 슬픔, 상실 등의 상처의 조각들

◆ '나'의 파편화된 기억의 조각들을 바라봅니다.

쓰리고, 아픈 기억들도 나를 이루는 일부입니다.

마음을 열고, 바라보며 작업해보세요.

:

작업하면서 떠올랐던 생각들을 메모하세요.

_____

_____

_____

_____

_____

_____

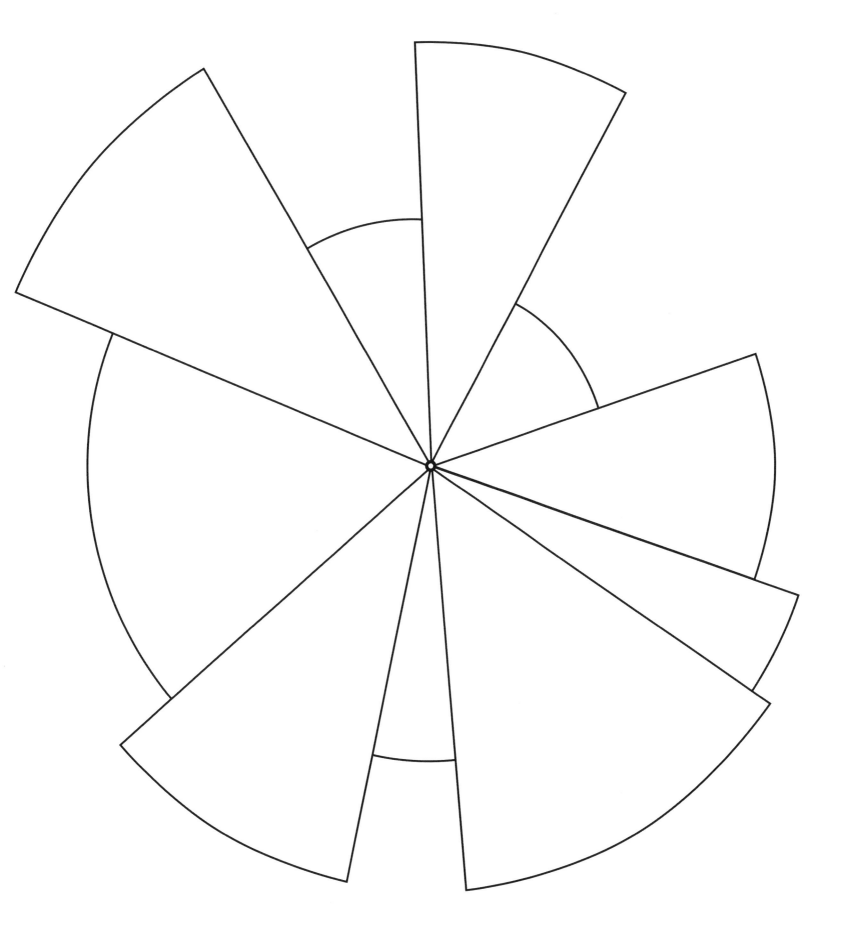

어둠과 빛의 갈등

◆ '나'는 때론 빛과 함께 하지만,

◆ '나'는 때론 어두움과 함께 있습니다.

빛이 있어야 어둠이 보이듯, 어둠과 빛은 하나입니다.

분열된 것들을 수용하며 온전함을 갖추어 갑니다.

:

작업하면서 떠올랐던 생각들을 메모하세요.

_____

_____

_____

_____

_____

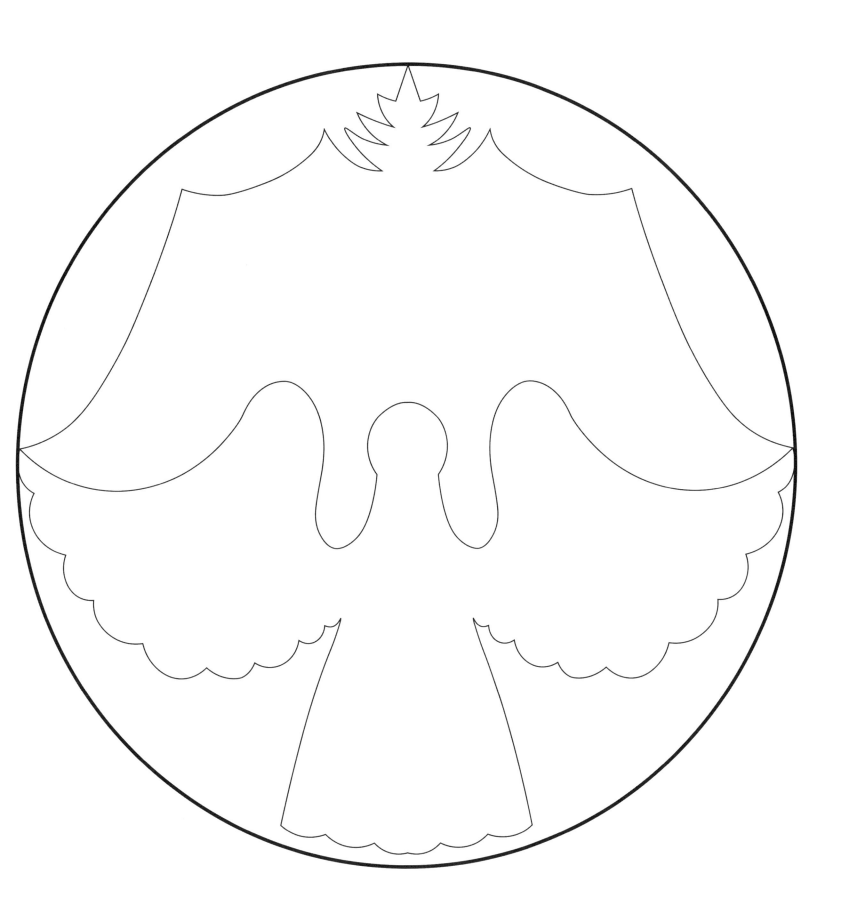

"행복한 삶은 어둠 없이는 있을 수 없으며, 슬픔에 의해

균형 잡히지 않으면 '행복한'이라는 말은

그 의미를 잃게 될 것이다."

C. Jung.

하나되어 튼튼한 '나의 나무'

◆ '나'의 나무는 선과 악이 함께 있음으로

◆ '나'의 나무는 빛과 그림자가 함께 있음으로

분열된 것이 어우러져 균형을 잡고, 꽃을 피우고, 열매를 맺으며

나의 나무가 되어 갑니다. 건강한 '나'를 느끼며 작업하세요.

:

작업하면서 떠올랐던 생각들을 메모하세요.

_____

_____

_____

_____

_____

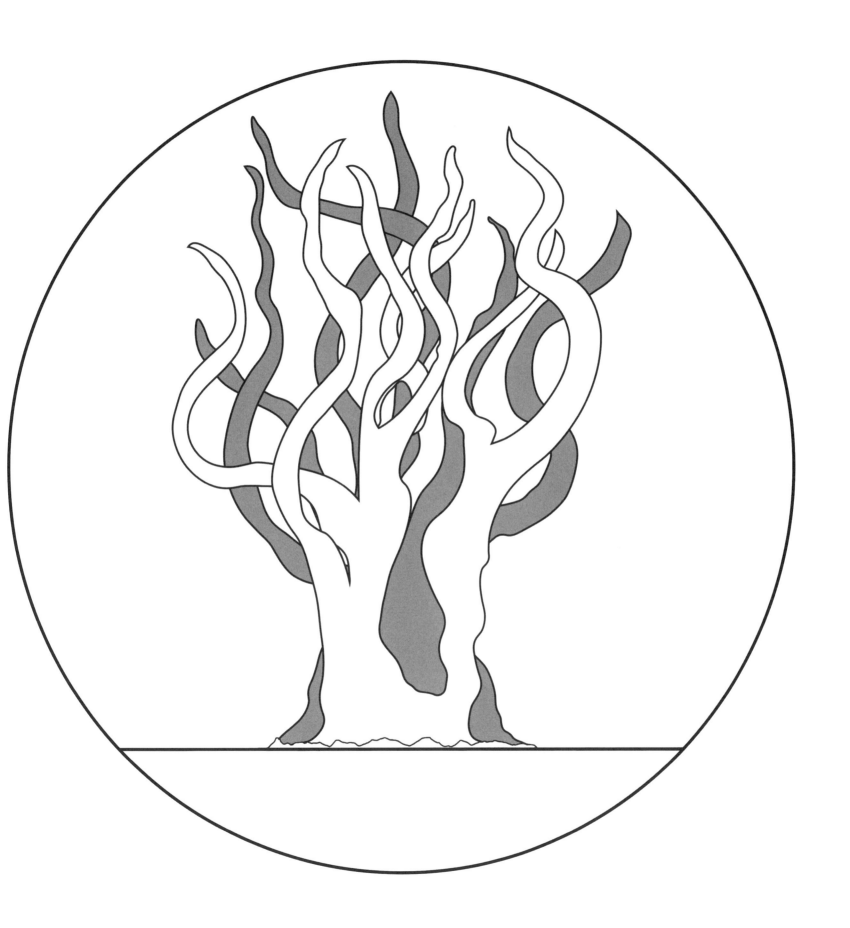

눈을 감고 '나'를 느껴보세요.

◆ '나'라고 느껴지는 색이 있나요?

◆ '나'와 어울리는 단어가 있나요?

◆ '나'는 어떤 모양과 비슷한가요?

희망, 기쁨, 즐거움으로 가득한 새로운 '나'를 표현합니다.

선, 색, 모양, 글씨 어떤 것이든 마음대로 표현하세요.

:

작업하면서 떠올랐던 생각들을 메모하세요.

_____

_____

_____

_____

_____

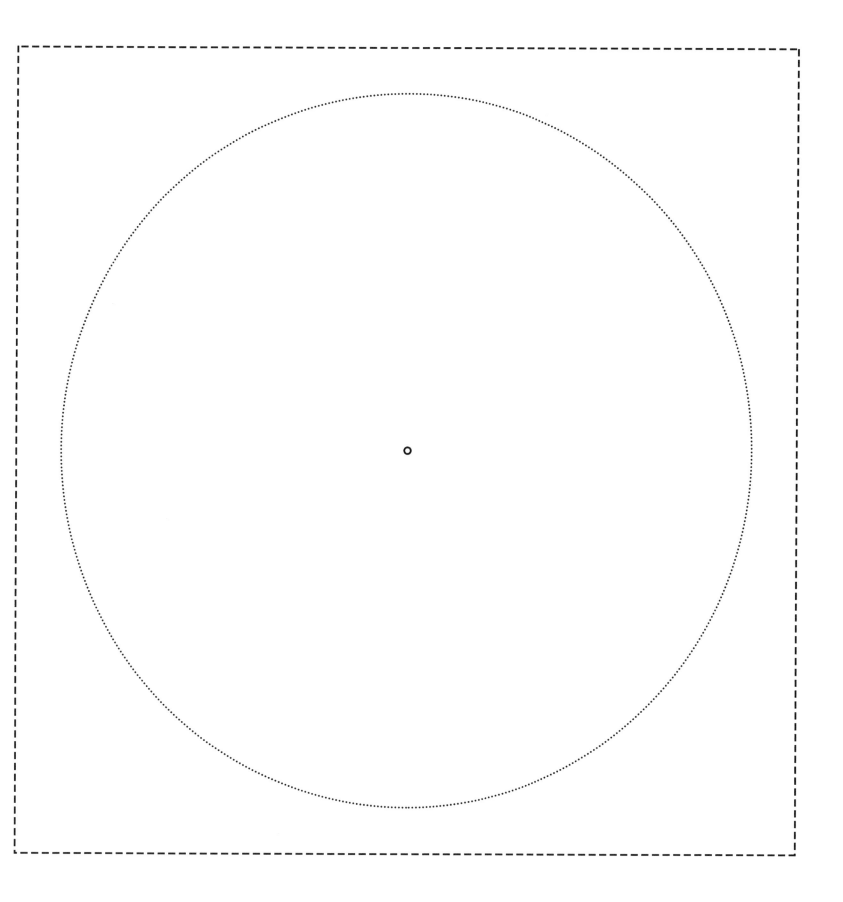

12단계

12월 순환의 완성

지혜, 평화, 축복을 받을 자격을 얻다.

축복받아 마땅한 '나'

◆ '나'는 황금빛 정원의 중심에 있습니다.

◆ '나'는 평화롭고, 황홀하며, 행복합니다.

모든 삶의 여정을 겪어낸 나를 느끼며 작업해 보세요.

:

작업하면서 떠올랐던 생각들을 메모하세요.

_____

_____

_____

_____

_____

_____

12-1

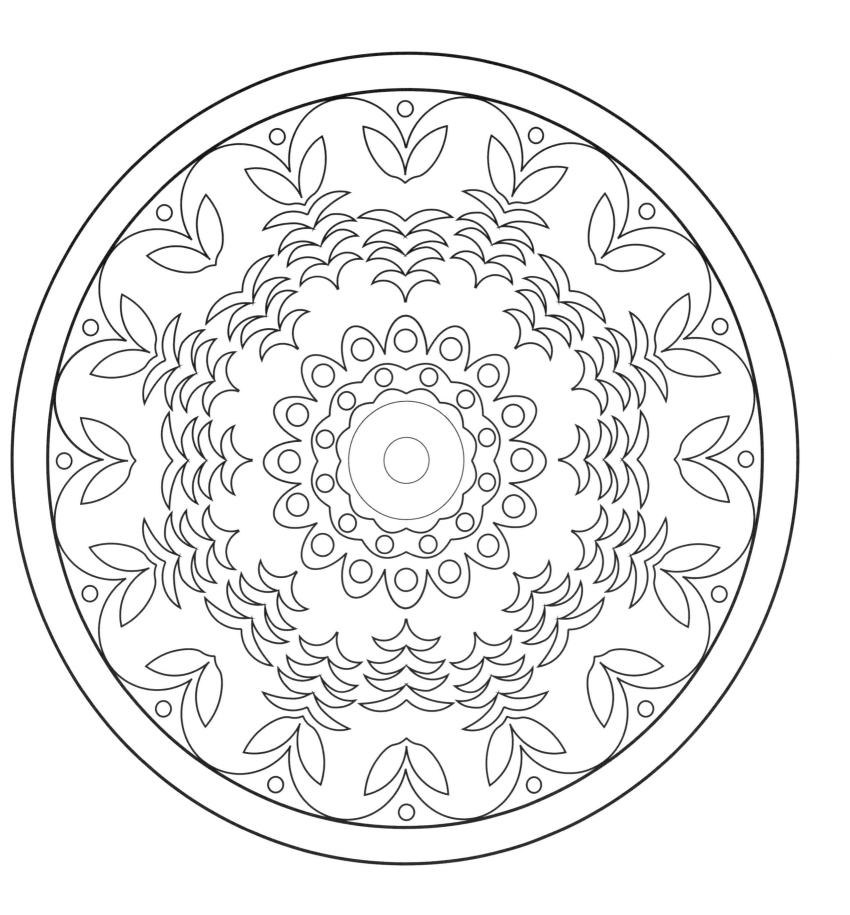

"대극(對極)이 원만하게 융합되고,

의식의 자아(Ego)와 무의식이

균형을 이루어 개인의 독특한 잠재력을 실현한 상태가

개성화(individulation), 즉 '자기(Self) 실현'이다."

C. Jung.

비어있고, 무궁한 '나'

◆ '나'는 중심에 있는 나를 만납니다.

◆ '나'를 중심으로 뻗어 나갑니다.

나의 내면에서 어떤 이미지가 떠오르나요?

떠오르는 것을 주저하지 말고, '나'를 자유롭게 표현해 보세요.

:

작업하면서 떠올랐던 생각들을 메모하세요.

_____

_____

_____

_____

_____

눈을 감고 '나'를 느껴보세요.

◆ '나'라고 느껴지는 색이 있나요?

◆ '나'와 어울리는 단어가 있나요?

◆ '나'는 어떤 모양과 비슷한가요?

희망, 기쁨, 즐거움으로 가득한 새로운 '나'를 표현합니다.

선, 색, 모양, 글씨 어떤 것이든 마음대로 표현하세요.

:

작업하면서 떠올랐던 생각들을 메모하세요.

_____

_____

_____

_____

_____

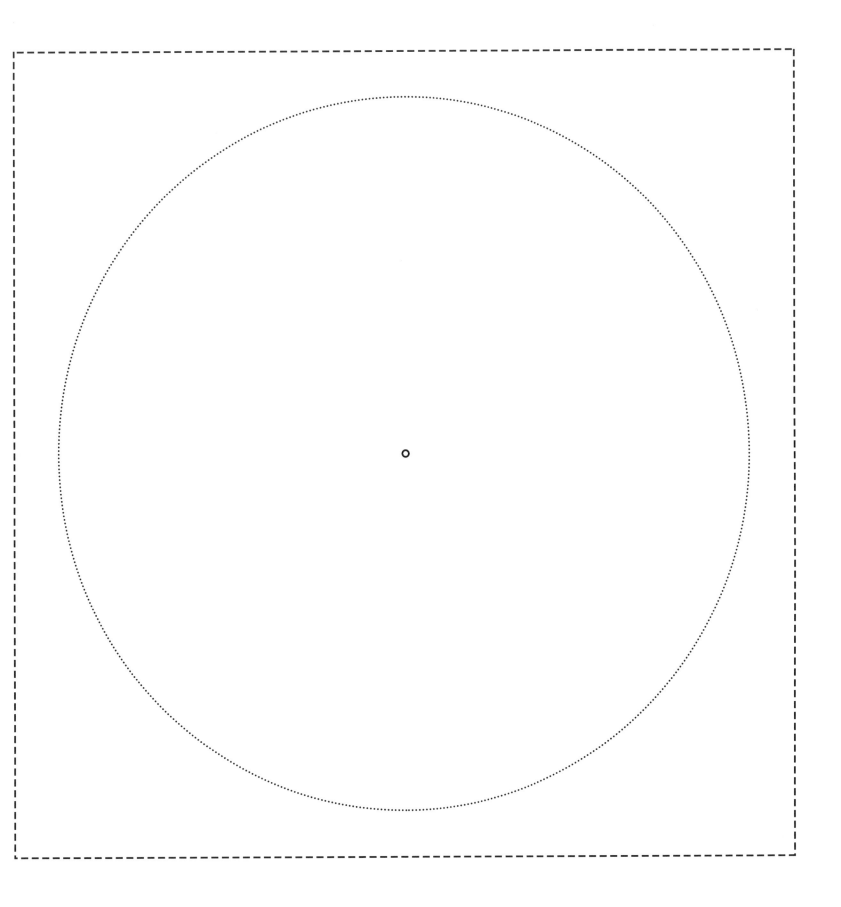

마음의 눈으로 '나'를 만나기

◆ '나'의 평화로움이 느껴지나요?

◆ '나'의 지혜를 만나는지요?

◆ '나'의 꿈은 무엇인가요?

마음의 문을 열고, 나를 사랑하는 마음으로 표현해 보세요.

:

작업하면서 떠올랐던 생각들을 메모하세요.

_____

_____

_____

_____

_____

부록 A. 작품 감상하기

아래는 자기(Self)여행에 사용된 만다라 작품입니다. 만다라 작업은 떠오르는 데로, 원하는 데로 작업하기를 권장하지만 간혹 막막한 상황에서는 타인의 작품을 참고하여도 좋습니다. 타인의 작품 감상은 의식 확장에 도움이 되며, 때론 위로가 되기도 합니다.

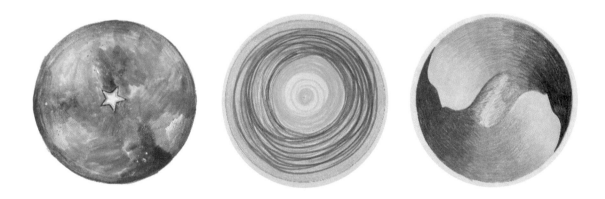

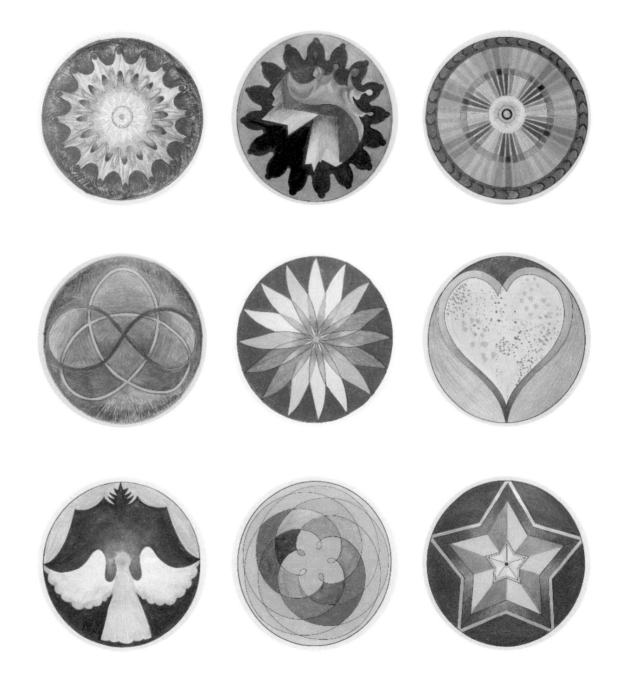

부록 B. 다양한 매체 활용

만다라는 자기(Self)를 탐색하고 찾아가는 방법이므로 다양한 매체를 사용할 수 있습니다. 일반적으로 색연필과 같은 채색 방식으로 활용되어 만다라를 단순한 컬러링북으로 이해하는 분들도 많습니다. 아래 사진은 다양한 매체로 마음껏 자기를 느끼며 표현한 작품들입니다. 즐겁게 감상하시기 바랍니다.

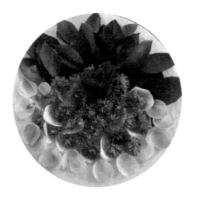 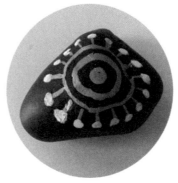 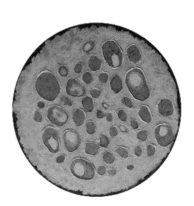

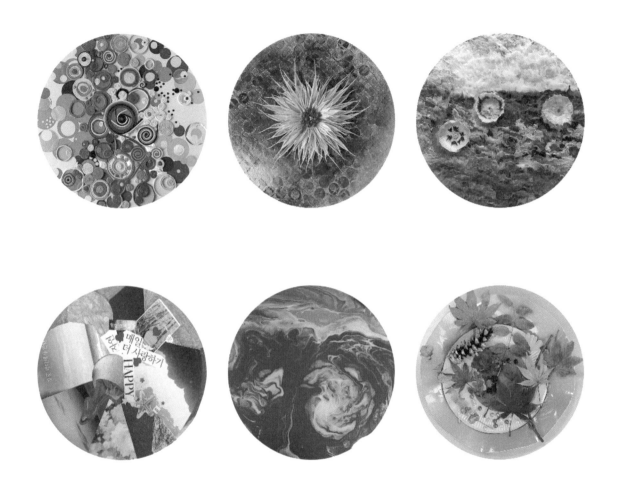

감사의 글

자기(Self)와의 여정에서 자신과 만나며 어떤 생각과 기억이 떠올랐나요?
또한 수많은 질문을 스스로에게 던지며 자신과 나누었을 것입니다.

본질적인 나만의 만다라 작업을 위해서는 원안에 형, 선, 색이 주어지지 않은 상태에서 본연의 느낌과 색으로 표현해 가는 것을 추천하지만, 처음 시작하는 경우에는 부담이 된다는 것을 알기에 전문가의 안내로 진행되는 책이 있다면 좋겠다는 생각으로 시작하였습니다.

또한 시중에는 만다라의 본질적 접근보다는 단순한 컬러링-그 역시도 심리적으로는 의미를 갖지만-형태의 서적이 대부분이라 저자는 좀 더 체계적으로 이끌어가는 자기(Self) 여정의 안내서를 만들고자 하였습니다.

영감을 받아 나만의 만다라를 독특한 방법으로 작업하는 창의력을 발휘함에 스스로 놀라지는 않으셨나요? 또는 자신의 작업 결과물에 의문이 생기거나, 좀 더 꾸준한 만다라 작업을 원하신다면 만다라 전문가와의 만남을 추천합니다.

자기(self) 여행을 저와 함께해 주셔서 감사드리며, 내면의 깊은 성찰과 건강한 행복을 마음 깊이 기원합니다.

'나'는 혼자 이면서 혼자가 아닙니다!
'나'는 하나이면서 또다른 '나'와 함께합니다!
'나'는 튼튼하고 건강한 하나입니다!

밤낮없이 컴퓨터그래픽 작업을 하느라 고생해준 내 아들 박동현과 원고 전체를 꼼꼼하게 봐주시고 도와주신 고희원 선생님께 무한한 감사를 드립니다.

더 읽기

송태현 지음, 2005, 이미지와 상징, 라이트하우스.

이근매·아오키 도모코 지음, 2017, 상징사전, 학지사.

이부영 지음, 1999, 그림자(분석심리학의 탐구 1), 한길사.

_____, 2001, 아니마와 아니무스(분석심리학의 탐구 2), 한길사.

_____, 2002, 자기와 자기실현(분석심리학의 탐구 3), 한길사.

이유경 지음, 2008, 원형과 신화, 분석심리학연구소.

정여주 지음, 2014, 만다라와 미술치료(내적 고요와 자아를 찾아가는 여행), 학지사.

Radmila Moacanin 지음, 김수현 옮김, 2012, 융 심리학과 티베트불교의 진수, 학지사.

마리야 김부타스 지음, 고혜경 옮김, 2016, 여신의 언어, 한겨레출판.

수잔 핀처 지음, 김진숙 옮김, 1998, 만다라를 통한 미술치료(내적 고요와 자아를 찾아가는 여행),
　　　　　학지사.

잉그리트 리델 지음, 정여주 옮김, 2000, 융의 분석심리학에 기초한 미술치료, 학지사.

_____, 신지영 옮김, 2013, 도형, 그림의 심리학(원, 십자, 삼각형, 사각형, 나선,
_____ 만다라/나의 삶을 힐링하는 6가지 도형이야기), 파피에.

칼 구스타프 융 지음, 한국융연구원 C. G. 융 저작번역위원회 옮김, 2002, 원형과 무의식,
_____, 이부영 옮김, 2013, 인간과 상징, 집문당.
_____·리하르트 빌헬름 지음, 이유경 옮김, 2014, 황금꽃의 비밀, 문학동네.

테오도르 아트 지음, 이유경 옮김, 2008, 융 심리학적 그림해석, 분석심리학연구소, 솔.

C. G. Jung 2009, Liber Novus Red Book

Daniel Dancer 2001, THE MANDARA BOOK

Edward F. Edinger 2015, Anatomy of the Psyche: Alchemical Symbo lism in Psychotherapy

Barbra Hannah 2017, The inner Journey

Susan F. Fincher 2004, Coloring Mandara

저자 김혜정

성균관대학교 사범대학 미술교육학 전공
차의과학대학교 미술치료대학원 임상미술치료학 석사
mandalakorea@gmail.com

자기(Self)

발행일 | 초판 1쇄 2020년 12월 15일
지은이 | 김혜정
펴낸이 | 김종만 · 고진숙
펴낸곳 | 안티쿠스
책임편집 | 김종만
북디자인 | 디노디자인
CTP출력 · 인쇄 | 천일문화사
제본 | 대흥제책
물류 | 문화유통북스
출판등록 | 제300-2010-58호(2010년 4월 21일)
주소 | 03020 서울시 종로구 자하문로 41길 6, 가동 102호
전화 | 02-379-8883
팩스 | 02-379-8874
이메일 | mbook2004@naver.com
값은 뒤표지에 있습니다.
이 책의 무단전재 및 복제를 금합니다.

ISBN 978-89-92801-43-0 13510

이 도서의 국립중앙도서관 출판시도서목록(CIP)은 서지정보유통지원시스템 홈페이지
(http://seoji.nl.go.kr)와 국가자료공동목록시스템(http://www.nl.go.kr/kolisnet)에서
이용하실 수 있습니다.(CIP제어번호:2020051271)